医院信息化建设与管理研究

王莹 孙溪 牟海燕◎主编

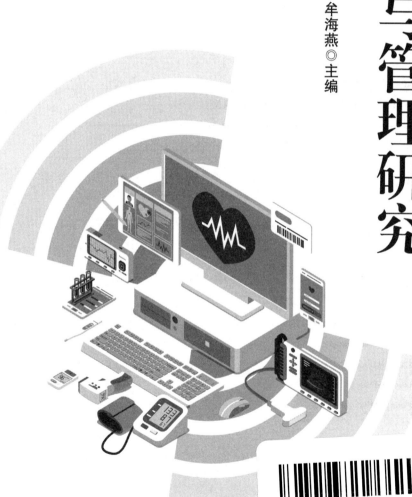

U0353265

四川科学技术出版社

图书在版编目（CIP）数据

医院信息化建设与管理研究 / 王莹 , 孙溪 , 牟海燕
主编 . -- 成都 : 四川科学技术出版社 , 2024. 9.
　　ISBN 978-7-5727-1519-8

　　Ⅰ . R197.324

中国国家版本馆 CIP 数据核字第 20240GP237 号

医院信息化建设与管理研究
YIYUAN XINXIHUA JIANSHE YU GUANLI YANJIU

主　　编　王 莹　孙 溪　牟海燕

出 品 人　程佳月
选题策划　鄢孟君
责任编辑　王星懿
校　　对　唐于力
封面设计　星辰创意
责任出版　欧晓春
出版发行　四川科学技术出版社

　　　　　成都市锦江区三色路 238 号 邮政编码 610023

　　　　　官方微博 http://weibo.com/sckjcbs

　　　　　官方微信公众号 sckjcbs

　　　　　传真 028-86361756

成品尺寸　170 mm × 240 mm
印　　张　6.75
字　　数　135 千
印　　刷　三河市嵩川印刷有限公司
版　　次　2024 年 9 月第 1 版
印　　次　2024 年 11 月第 1 次印刷
定　　价　60.00 元

ISBN 978-7-5727-1519-8

邮　　购：成都市锦江区三色路 238 号新华之星 A 座 25 层　邮政编码：610023

电　　话：028-86361770

编委会

主　　编：王　莹　孙　溪　牟海燕
副 主 编：陈永强　曹远维　李汝翠
编　　委：赵　军　张传良

PREFACE 前言

　　随着我国医疗卫生体制改革的深化，我国医疗卫生事业已逐步走向标准化、规范化和市场化。医院传统的管理模式已经不能适应新时代的发展形势，信息技术在医疗卫生领域的应用势在必行，因而对医院信息化建设的管理者和医院信息化建设项目工程的实施者进行系统培训也同样势在必行。

　　信息化建设在医院运行管理中发挥着越来越重要的作用，如优化诊疗流程，保障医疗质量，促进数据资源整合，践行"大卫生、大健康"理念等。医院信息管理系统是现代化医院运营的必要技术支撑和基础设施，建设医院信息管理系统就是为了以更现代化、科学化、规范化的手段来加强医院的管理，提高医院的工作效率，改进医疗质量，从而树立现代医院的新形象，这也是未来医院发展的必然方向。

　　信息化建设能够提高医院的工作效率和服务质量。通过引入电子病历信息系统、电子医嘱系统等信息化系统，医院可以实现医疗数据的电子化、共享化和实时化，提高医生和护士的工作效率，减少病历遗失和传递错误，提高诊疗的准确性和安全性。同时，患者可以更加便捷地进行预约、挂号、支付等操作，医院的服务质量和患者满意度能得到有效提升。

　　信息化建设有助于医院的管理和决策，通过建立医院信息管理系统，医院可以实现对各个部门和流程的监控和协调，提高资源的利用效率，降低成本，减少浪费。同时，医院信息管理系统能够提供准确的数据分析和报表，为决策者提供科学依据，支持医院的战略规划和管理决策。

　　本书全面系统地阐述了医院信息化建设与管理的概念，特别注重现代信息理论与信息技术的结合，医院现代化建设与医院信息化建设的结合；详细地介绍了医院信息化建设与管理概论、医院信息基础设施系统、医院电子病历信息系统、医院病案信息化管理、医院后勤信息化管理、医疗服务互联网化的相关内容。

　　本书内容丰富，结构清晰，可操作性强，对指导医院信息化建设与管理具有较大的参考价值，也可供卫生系统各级管理干部、信息管理人员和工程技术人员，以及其他相关工作人员在工作中参考。

CONTENTS 目录

第一章　医院信息化建设与管理概论

第一节　医院信息化建设与管理基本概念

一、医院信息化

医院信息化是指利用现代信息技术来支撑医院运营服务管理，即用现代管理理念来对医院核心业务和管理流程进行梳理、优化和确认，并应用信息技术实现对医院信息的全程动态管理的过程。

随着医学科学技术快速发展，医院医疗设备不断更新，人们对医疗服务的需求不断提升，信息技术在医疗服务中发挥着越来越重要的作用。当今，医院信息化已经成为实现医院现代化的重要途径和手段，它使医院工作流程发生变革，增强了医院的综合服务能力，有利于提高医院的决策水平和工作效率、降低运营成本，使医院得到全面发展。

（一）医院信息化的目标

信息化是当今世界经济社会发展的大趋势，以信息化全面带动医院现代化是医药卫生行业的重要任务。医院信息化建设的主要目标为以下内容。

1.促进组织结构优化，提高快速反应能力

大多数医院的组织结构是建立在专业化分工基础上的"金字塔"形的组织结构，但其存在等级多、层次多、机构臃肿，横向沟通困难，对外界变化反应迟缓等弊端，已难以适应日益复杂、变化多端的市场环境。在信息技术的支持下，医院可以简化医、教、研、管的组织结构，减少中间环节和中间管理人员，从而建立起精良、敏捷、具有创新精神的"扁平"型组织结构。这种组织结构沟通畅通、信息传达及时，使决策中心接收市场和周围的信息并给出反馈更加迅速，提高了医院对市场的快速反应能力，从而使医院更好地适应竞争日益激烈的市场环境。

2.有效地降低医院成本

信息技术应用范围涉及整个医院的各项活动，可以有效地、大幅度地降低医院的成本。主要表现在：医院利用信息技术获取业务信息（如药品信息、药品销售信

息、诊疗信息等）的成本降低；库存管理信息化使医院降低了管理成本；信息技术的应用使医院节约了大量的人力、物力、财力。

3. 提高医院的市场把握能力

信息技术的应用，特别是临床信息系统在医院医疗管理中的广泛应用，缩短了医院与病人的距离，从而提高了医院把握市场和病人需求的能力，使医院能迅速根据需求变化有针对地进行研究与开发活动，及时改变和调整经营战略，不断向市场提供质量更好、品种更多、更适合病人需求的产品和服务。

4. 促进医院提高管理水平

推进医院信息化是促进医院管理创新和各项管理工作升级的重要突破口。医院信息化不只是在计算机软硬件本身，更为重要的是与管理的有机结合，即在信息化过程中不仅要引进信息技术，更要通过转变传统的管理观念，把先进的管理理念、管理制度和方法引入管理流程中，进行管理创新，以此建立良好的管理规范和管理流程，构建扎实的医院管理基础，实行科学管理，从而提高医院的整体管理水平。

5. 提高医院决策的科学性、正确性

完备的信息是经营决策的基础。信息技术改变了医院获取信息、收集信息和传递信息的方式，使管理者对医院内部和外部信息的掌握更加完备、及时和准确。另外，各种决策工具如专家系统等的应用，极大地增强了决策者的信息处理能力和方案评价选择能力，最大限度地减少了决策过程中的不确定性、随意性和主观性，增强了决策的理性、科学性及快速反应能力，提高了决策的效益和效率。

总之，我们目前正处在知识经济的新时代，医院发展面临着日新月异的科学技术所提供的机遇和人民群众日趋增长的高质量、高水平医疗服务需求的巨大挑战，唯有通过努力运用信息技术等符合时代发展的新技术、新手段来增强自身服务能力和市场竞争力，才能更加充满活力、持续健康地发展。

（二）建设与管理

医院信息化工作主要包括信息化建设和信息化管理两个方面，信息化建设包括信息化规划、信息系统设计和建设工程实施等；信息化管理则包括对医院信息资源的管理和对基础设施与应用系统的运行维护管理等。

1. 信息化建设

信息化建设是一项系统工程，必须按照系统工程的理论与方法，对复杂的医院信息工程体系进行顶层设计，编制符合医院信息化需求的建设规划和制定切实可行的实施计划，精心组织实施，完成医院信息化基础设施和应用软件系统的构建任务，为医院提供信息化环境和工作条件。

信息化建设是一个持续的而不是一时一事的孤立行为。在信息系统立项的过程中，有关项目的可行性研究、开发内容、工程进度、与其他系统的关系、升级维护等诸多方面，都对系统建设的成功和日后的发展有着重要的影响。

相对其他行业，医院信息化建设具有鲜明的个性特征：必须以病人为中心，病人的信息贯穿整个信息系统，业务类型繁多、错综复杂，各业务项目之间数据交换频繁，其复杂性、多变性又决定了医院信息化建设的艰巨性。长期以来，医院信息化建设的总体规划、立项、开发、运行和维护升级等缺乏一套统一的建设规范和标准，信息化建设普遍存在盲目性和局限性，这也是医院信息化建设出现问题的根源。如何从具体的技术问题、单项的工程建设逐步上升到从全局进行管理的层面，实现对信息化建设从立项、招标到开发、验收和维护的升级，实施从开发队伍资质认证到企业业务流程规范化的全过程、全方位的规范管理，是医院信息化建设必须高度关注和亟待解决的问题。

2. 信息化管理

医院信息化建设为医院建立了信息化基础设施和功能完善的信息系统，为医院管理者和医务工作者提供了科学、便捷、智能化的管理工具和手段，但医院信息化建设总体目标的实现，以及对信息资源的合理配置、信息系统的正常运行与维护等都离不开信息化管理，都要靠规范和制度去保障。信息化管理，其精髓在于规范化，在于制定医院信息化各个环节的管理规范和制度，通过规范和制度的执行，使医院信息化工作有序高效开展和信息资源被合理配置与利用，确保医院信息系统的正常运行。

第二节　医院信息化建设与管理的基本要求

一、医院信息系统建设的基本要求

（一）维护信息的原始性

只有原始信息才能真实地反映事物的本质。信息的原始性是保证信息准确可靠的基础。要维护信息的原始性，就应注意在收集信息时，坚持"信息发生点采集"的原则，做到信息发生与采集同步进行，尽量避免数据录入的超前或滞后。信息流是既定的组织管理过程，也是既定的工作规范过程；所以，在建设医院信息系统时，要根据科学的系统设计和信息流向来布设网点，保证采集的信息可靠，提高信息服务的有效性。只有合理分配信息的采集点，理顺工作流程，才能使网络终端设置充分满足医院医疗服务和管理工作的需要，才能为信息的原始性奠定坚实的基础。

（二）注重信息的可用性

收集信息的目的在于使用。在建设医院信息系统时，要特别注重所收集信息的可用性，要精选有用的信息，去伪存真。信息筛选得越精，反映事物的规律越强。另外，信息的可用性还在于高度的共享性，要达到一方收集、多方共享，一点采集、全程共享的要求。

（三）保证信息的动态性

事物总是在不停地运动，当事物变化时，反映事物特征的信息也在不断地变化着，所以，信息的收集过程应当是一个连续不断的过程。只有医院信息系统持续运转，才能保证信息始终实时反映工作过程，因此，在建设医院信息系统时，必须配以必要的监控措施，保证系统的正常运行。

（四）确保信息的标准化

在建立医院信息系统时，确保信息的标准化是一个非常重要的问题。在系统开始建立时，就必须狠抓信息系统的标准化建设，因为标准化的信息是建立在标准化的基础数据之上的。只有标准化的基础数据才能规范所有系统使用者的日常行为，使收集到的信息符合标准化的要求，达到充分共享信息的目的。标准化的信息可提高其自身的使用价值，为在更大范围内进行信息交换与汇总时提供必要条件。

（五）保障信息的安全性

医院信息系统本身是一个完全开放的系统，它的快捷方便、高度共享，为医院工作和自动化管理提供了有效手段，但同时，医院信息系统也存在安全性与保密性等诸多问题。要使系统能够正常稳定地运转，就必须建立和遵守一定的操作规章制度，如防止病毒侵袭、防止各种错误操作造成的人为破坏、防止信息丢失等配套制度。信息管理部门要制定本单位的规章制度，并实行有效的奖惩措施。

（六）保证信息的完整性

一个医院信息系统，应覆盖医院全部工作内容的信息，首先是后勤方面，如财务、设备、药品等相关信息；其次是临床方面，如病案、各种检查、检验结果等。完整的信息才能客观真实地反映医院各项工作的全过程。

二、医院信息系统管理的基本要求

（一）全面完整地运行系统

医院信息系统管理的内容相当丰富，对于系统中的各模块要有步骤、有计划地全面启用，不能留有空档、死角。信息管理人员要保证相关工作站全部上网运行，系统提供的功能模块全部应用，涉及的岗位工作人员须全面理顺工作流程。特别是要尽快转变到新的信息化管理模式上来，坚决克服系统应用"两张皮"的问题。这样才能优化工作流程，切实做到方便病人、方便临床。

（二）充分利用信息为管理服务

运用医院信息系统后，管理的方法就应从传统的经验型向信息化、现代化转变。充分利用系统提供的各种信息，对实际工作实行科学的量化控制，用数字来辅助决策。管理者要养成利用信息去分析和解决问题的良好工作习惯，从信息中不断发现医疗工作的特点、规律，使管理的手段更科学、有效。

（三）加强微观指导和宏观管理

加强微观指导和宏观管理是贯穿于医院信息系统应用全过程的一个问题。从微观角度讲，系统中的各模块要充分使用，所有功能都要用到，只要是能通过系统完成的工作就都应由系统来完成，不能遗漏。从宏观角度看，各种医疗新设备的使用、医学技术的不断发展，对系统的功能开发提出了更高的要求。信息管理人员要把握好各系统间的接口，注重功能的扩展性。医院信息系统的应用要有总体目标与长期规划。

（四）理顺各子系统间的关系

随着医学科学技术的发展，新学科的不断涌现，医院的内部分工越来越细，互相的联系也越来越密切。基于这样的工作现状，医院信息系统中各子系统之间的互动性也越来越大，要认真分析研究这一现象，搞清楚各子系统之间的关系，理顺工作程序，最大限度发挥医院信息系统的作用。

（五）体现网络化和电子化服务优势

网络传输与信息资源共享是电子化服务的特点之一，是计算机服务向电子化服务转变的一步，也是电子化服务智能性的体现。医院信息系统可以做到无人值守，降低劳动强度，减员增效，大大提高工作效率和质量。要发挥计算机的"智能"作用，利用计算机的智能作用，简化和优化工作流程，特别是传统工作方式下的数字统计、传递单据等岗位人员，可向临床一线充实调整，增加医院直接为病人服务的人力，切实达到省人省力、高效优质的工作效果。

（六）解决好系统应用的技术支持

医院信息系统是通过人的应用而发挥效益的，系统的使用、维护、再开发，关键在于人，要有各类专业人才提供的技术支持，特别是计算机专业人员的支持。医院信息化是医疗卫生行业新兴的一个重要发展方向，必须有一支强大的专业技术支持队伍，否则医院信息系统就不可能得到充分的开发，甚至会产生负面影响。

（七）要考虑到系统应用的发展性

在实际工作中，医院管理需求是不断发展和变化的，信息系统作为医院的辅助管理手段，其建设、完善和发展也有一个较长的过程，往往不能一步到位。管理者必须掌握医院信息系统建设与应用的规律，立足长远，狠抓系统应用。医院信息系统建设重在应用，应用越活跃，需求越强烈，效益就越显著。应当不断地把先进的管理思想引入医院信息系统中，促使系统在应用中发展，不断完善、扩充系统功能，从而满足医院全面信息化管理的要求。

第三节　医院信息化建设与管理规范体系

一、规范与规范体系

规范是指一个组织，以文字、数量、时间、资源配置为内容，以相关的国家法律法规、行业规范要求、单位内部工作制度为依据所制定的对日常工作中的具体工作事项的标准化强制性的规定。其目的是在经济、技术、科学及管理等社会实践中，对重复性事物和概念，通过制定、发布和实施标准（规范、规程、制度等）达到统一，以获得最佳秩序和社会效益。规范是管理中各种管理条例、章程、制度、标准、办法、守则等的总称。

所谓的信息化建设与管理规范体系，就是信息化建设与管理的标准、规范和制度按一定的层次结构及相互间的联系构建的系统，并提供给信息化建设与管理者，用以指导和规范信息化建设与管理活动。规范是实施建设与管理的依据，是现代管理的基本要素之一。只有依据规范，采取先进的方法和技术手段，对信息化过程中出现的各种问题进行协调管理，发挥规范化管理的作用，才能实现真正意义上的医院信息化。

二、构建规范体系的意义

在我国医疗卫生体系中，西医医院、中医医院和民族医院等多种形式的医院并存。就我国中医医院而言，它包容了中医、西医和中西医结合三种诊疗服务方式，相对于西医医院，其信息化建设任务更为复杂艰巨。一方面，中医医院信息化建设必须符合国家卫生信息化的总体要求和执行统一的信息化技术规范；另一方面，还必须按照中医学术自身的发展规律，制定和执行能满足中医临床需求的信息化标准和技术规范。构建一个具有中医特色的医院信息化建设与管理规范体系是医院信息化建设的一项基础性工作，将在突出中医医院信息化特色和创新中医医院信息化模式中发挥重要作用。

另外，医院信息化建设与管理不仅内容复杂、相互联系，而且信息化过程中有些问题十分隐蔽，不易察觉，如果没有信息化建设与管理规范体系，不建立规范化管理的机制，容易考虑不周、顾此失彼，导致失误。例如，有些医院投入大量人力、物力进行信息化建设，但在信息化建设与管理过程中由于无章可循，盲目建设，缺乏有效管理，导致大量的人力、物力和财力的浪费，并对医院的生存与发展产生了不良影响。产生这些问题的深层次原因是：一方面，医院信息化建设缺乏良好的总体规划；另一方面，医院信息化建设过程缺乏有效的控制。降低医院信息化建设风险，提高医院信息化建设成功率，不但有助于我国医院尽快走出信息化建设困境，不断提升竞争能力，还有助于缓解医院在资金、技术、人才和管理等方面存在的问题，提高医院的综合服务能力。要通过制定相关的管理规范，来合理规划和组织实施医院信息化建设，以降低和控制信息化建设过程中的风险，避免信息化建设投资成为医院发展的瓶颈和投资黑洞。特别是广大的基层医院，本身的资源缺乏，经济实力不强，医院信息化建设举步艰难，对制定或提供医院信息化建设与管理规范的需求非常强烈。编制规范，构建规范体系，为医院信息化建设与管理提供标准依据，为医院信息化建设与管理，包括医院信息资源建设、信息系统建设与运维管理、信息技术平台与技术队伍建设管理，提供工作指南，是以标准化、信息化全面带动医院现代化，满足医院临床、科研、教学和管理活动需要，以及促进医院全面快速健康发展的重要举措，意义重大。

三、构建规范体系的思想准备

医院信息化建设与管理的内容和过程跟一般组织信息化建设与管理有很大的区别，医院信息化的内容广泛，涉及的范围更广、业务更多。为了做好医院信息化建设与管理工作，使信息化为医院带来更好的效益，首先要考虑信息化建设的组织管理问题，然后是信息技术团队组建。解决好组织管理和技术团队问题后，再对信息化建设的内容进行划分归类，围绕不同的建设类别拟定建设与管理规范。构建规范体系前要做好以下思想准备。

1. 从医院发展战略角度出发

医院信息化建设与管理规范体系的构建，必须从医院的长远发展战略角度出发，通过对医院信息资源、信息工作基础和发展现状的研究分析，把握医院信息化建设的基本条件、难点和问题。一方面要针对当前医院信息化建设与管理中最为紧迫、亟待解决的瓶颈问题，制定建设与管理规范；另一方面也要根据医院发展战略需求，设计具有前瞻性的医院信息化建设与管理规范体系架构，统筹规划医院信息化建设与管理规范的制修订工作，把医院信息化建设从技术层面提升到管理和战略层面。

2. 坚持理论研究成果与医院实际相结合

要在研究国内外信息化管理理论研究成果和成功的医院信息化建设与管理规范案例的基础上，设计、建设与医院实际管理规范体系相结合的总体构建方案和技术路线。

3. 尽量利用已有资源

医院信息化建设与管理规范体系的构建应考虑医院的实际情况、现实约束、未来发展等方面的问题，充分利用医院现有资源，注意与医院管理模式相适配。

4. 充分认识医院信息管理系统的复杂性

医院信息管理系统的复杂性主要包括：管理内容广泛；对规范系统的设计人员要求高（既要精通信息技术，又必须熟悉被管理的业务）；在规范系统的设计过程中还必须与优秀的业务管理者紧密结合，给出更为合理的工作流程。

5. 真正认识到医院信息化管理的深层意义

只有真正认识到医院信息化管理的深远意义，才肯多花工夫。

6. 把医院信息化建设看作医院的整体性工作

做好信息化工作，不仅要发动行政部门、后勤部门，还必须发动医疗、医技和护理等部门，这些部门缺一不可，否则规范体系必将形同虚设。

7. 认识到规范体系构建的艰巨性

任何一个新规范体系的构建必定会在一定程度上改变原有工作流程，会遇到"习惯势力"的抵制。只认程序不认人，会取消某些人的"方便"特权，甚至会触碰某些人的"利益"，必然会引来阻力及障碍等，这些问题绝不是一般技术人员或一般管理人员能解决的，它需要医院的管理者坚定不移的态度、各层管理者的强有力的贯彻乃至深入细致的思想工作，而且还必须在新的情况下建立起各种新的管理规程及各种管理操作制度。

总之，在落实科学发展观，坚持以标准化、信息化全面带动医院现代化的思想指导下，根据以上的思路和方法，结合长期在医院信息化建设示范单位、医院信息化建设一线的管理人员和技术人员的经验，创建具有医院特色的信息化建设与管理规范体系，充分发挥规范建设与管理的作用，将引领医院信息化建设与管理有序健康发展。

四、医院信息化建设与管理规范体系简介

医院信息化建设与管理规范体系是基于我国医院信息化建设的基本内容分类而设计的，它主要由医院信息化标准与规范、建设规划与实施计划编制管理、组织机构建设与管理、技术团队建设与管理、基础设施建设与管理、应用系统建设与管理、信息系统运行与维护管理、对外合作管理等八个部分构成，对每类规范分别简要说明如下。

1. 医院信息化标准与规范

医院信息化标准与规范，是按与医院信息化建设相关的信息技术通用规范性文件和卫生信息化规范性文件两个部分，进行分类收集整理，并就具体标准与技术规范的内容作简要介绍。其中，第一部分是国家或国际信息技术行业相关组织所制定的信息技术通用的标准与规范；第二部分是国家所制定与颁布的信息化建设与管理相关标准和规范。可供各级各类医院在信息化建设中遵照执行。

2. 建设规划与实施计划编制管理规范

建设规划与实施计划编制管理规范，主要是针对医院编制信息化规划和实施计划的编制程序及编制方法所制定的管理规范，包括医院信息化总体规划、医院应用系统建设、基础设施建设和信息安全管理建设等各类建设规划及实施计划的编制方法、内容、步骤、基本格式及典型样例，可供医院领导和信息化主管部门，在制订本院相关规划和实施计划时参考。

3. 组织机构建设与管理规范

组织机构建设与管理规范，主要是针对医院信息化管理机构的组织架构、管理职能、运行机制等建设所制定的管理规范，对医院信息化建设的组织管理工作任务的分工、分组和协调配合进行了具体设计和说明，是建立完善而有效的医院信息化管理体系，包括管理体制与机制建设的指南。

4. 技术团队建设与管理规范

技术团队建设与管理规范，主要是针对医院信息化专业技术队伍的建设与管理所制定的规范，包括技术人员的分类和团队的构成及其构建和管理的基本原则和方

法等内容，并列举了具体措施，以保证在信息化建设与管理过程中"人尽所能，各施其才"，这对医院信息化技术团队的组织管理、充分发挥信息计算机人员的积极作用具有很好的指导作用。

5. 基础设施建设与管理规范

基础设施建设与管理规范，主要是针对医院信息化基础设施，包括网络系统、服务器与数据存储、核心机房、网络外部界面等软硬件设施的建设与管理所编制的管理规范。其他还包括基础设施建设与管理的目标与要求；规范编制的基本方法、格式与内容；根据医院信息化基础设施的不同类别，按类别制定了相应的设施建设规范与运行维护管理制度；介绍了医院信息化基础设施建设与管理应执行的相关国家 / 行业标准与技术规范。这可以帮助医院做好本院信息化基础设施的建设和管理，为医院搭建一个实用、高效的信息化工作基础平台。

6. 应用系统建设与管理规范

应用系统建设与管理规范，主要是针对医院信息系统建设与管理规范的编制，及各应用系统具体建设和管理而制定的管理规范。包括医院信息化应用系统建设的目标与原则；并根据医院管理、医疗和服务等工作的信息管理需求，介绍了编制相应系统建设与管理规范的基本方法、要求、格式和内容等；详细地介绍了主要应用系统建设与管理规范的内容，包括管理方法与管理行为等规范；列举了医院应用系统建设与管理规范的典型案例。其有助于规范医院应用系统项目的建设与管理工作，保证医院各应用系统建设后的正常运行和应用效果，更好地、更全面地完成医院应用系统建设任务。

7. 信息系统运行与维护管理规范

信息系统运行与维护管理规范，主要是针对信息系统运行与维护服务规范化管理所编制的管理规范。该规范设计并说明了医院信息系统运行与维护管理体系的结构和分工，以及有关工作制度，并强调医院信息系统的运行与维护管理的关键在于相关制度的执行。本规范可指导医院信息系统运行与维护管理者和相关信息技术人员的系统运行与维护服务工作，以提高医院信息系统的运行效率、保障信息系统的运行安全，从而使医院信息系统能更好地服务病人、服务医院。

8. 对外合作管理规范

对外合作管理规范，主要是针对医院信息化建设过程中，涉及与外单位，如提供信息服务的相关公司、企业等的合作事项所编制的管理规范。该规范对信息化建设过程中常见的对外合作方式，如信息业务服务、外包服务和与外部企业合作的信息化技术实现等必需的信息化对外合作活动进行了梳理归纳，介绍了如何处理对外合作事宜，如何进行各方责、权、利的规划，如何处置在合作中各种可能出现的问题，使对外合作能实现各方共赢的战略目标。

第四节　医院信息化管理机构的岗位设置及职责

一、医院信息化管理机构的岗位设置

（一）医院信息化建设领导小组

医院信息化建设领导小组是医院信息化建设最高领导组织，其最高领导应由院长或被赋权的副院长担任。同时根据信息化建设的性质和涉及的管理范围，其成员应包括医院主要职能部门的负责人。

组长：院长或被赋权的副院长。

副组长：主管副院长、业务院长或医院首席信息官（CIO）。

成员：信息科、办公室、党办室、医务处、护理部、财务处、经管科、药剂科、门诊部等的负责人。

（二）信息科

医院应设置信息科，它是系统建设的主力军，是系统应用和组织协调的骨干，是系统运行的保障者。因此信息科应独立设置，为院长领导下的职能科室。

信息科主要完成医院信息化建设和应用，计算机及应用系统建设和人员的管理和培训。

信息科负责网络建设，包括互联网的网络建设和管理。网络建设越来越重要，网络发挥的作用也越来越有优越性，网络的安全及有效性、网络管理的效应关系到医院的生存和发展。

图书及文献管理。图书及文献是医院信息化建设的组成部分，是有效的信息，也是不可缺少的辅助信息。

统计信息部门的信息管理。统计信息部门的信息只有建立在院内互联网基础上，数据才及时有效。

病案管理。根据医院的规模和需要，将病案纳入信息部门统一管理，能够保障数据的统一性和有效性。

医院信息科设立信息科科长，科长最好为CIO。

根据医院的建设情况，最基本的要求是配备信息设备维护人员、信息系统维护人员、信息安全管理人员、信息系统管理人员、信息系统开发设计人员。

人员配备基本要求：①50台终端配备一名专业技术人员。②本科及以上学历的计算机及信息化相关专业人员比例应该至少达到80%。③专业技术人员每人每年参加专业培训至少1次，每次不得少于20个学时。

（三）网络数据质量监控小组

网络数据质量监控小组包括以下成员。

组长：业务副院长。

副组长：信息科科长、医务处主任、护理部主任、经管科主任、药剂科主任、感染科主任。

成员：医疗助理、药库管理员、会计室会计及其他各部门指定人员。

二、医院信息化管理机构的岗位职责

（一）信息化领导小组职责

制订医院信息系统建设和应用总体规划及阶段实施计划，审查和制定系统应用中的工作流程、技术规范、性能指标、有关人员职责和规章制度。

协调解决工程实施和系统应用中的重大问题。

组织安排系统建设和应用中的重要活动，如规则制定、网络管理、系统配置、人员培训等。

批准医院信息化建设年度资金预算，应列入年度资金预算的项目主要包括人员费、办公费、设备购置费、服务费、运行与维护费、耗材费、培训费等。

医务处及相关科室负责人在系统建设和系统应用过程中负责协助日常组织及协调管理工作。

信息科是系统建设、应用组织的骨干，是系统运行的保障者，应对所属人员实行分工负责制。

信息科计算机工程技术人员全面负责系统规则、计划的起草，负责系统配置、系统调试、系统维护、安全管理、人员培训等技术管理工作。

（二）信息科科长职责

在主管院长的领导下负责医院信息网络系统管理，医院内外有关信息的收集、整理、反馈、上报和管理工作。

在主管院长的指导下协助医院各科室进行政策研究工作，负责组织医院信息化建设的可行性调研，制订医院信息化建设的整体规划，在信息系统的实施期间负责协调各有关部门之间的关系，并负责信息化系统实施期间的管理工作。

在医院信息化建设领导小组领导下，协调解决医院信息工程建设中的重大问题。

制订本科室有关业务工作计划并认真实施，传达医院的政策法规及各种会议精神，围绕医院的中心工作，积极主动地为全院医务人员和广大患者服务。

保障医院计算机应用系统的正常运转，发生故障及时组织人员力量进行处理，不断扩大计算机的应用范围。负责信息系统各种操作权限的审批工作，确保医院医疗工作的正常运行。

负责处理临床、医技、行政后勤等部门对本部门员工的投诉，及时解决并将处理意见及时反馈给投诉部门，情节严重的要上报主管院长解决。

负责制订年度工作计划，经批准后负责实施、管理与监督，按期总结并及时向医院领导汇报，年度末负责编写信息科年度工作总结。

评估信息科各项工作，建立有关的标准及技术，必要时做出适当的修正。

负责评估科内人员的工作绩效并据此提出科室考核意见。

组织信息科人员不断学习计算机和医院管理等知识，提高全科的技术力量，满足不断深入应用的需求，拓宽信息科的服务内容。

（三）信息设备维护员职责

熟练掌握计算机及其外部设备的操作、使用和维护的知识与技术，对系统设备经常检测和维修，防微杜渐，保证网络和系统设备处于良好的工作状态。

负责医院计算机网络系统硬件设备的购买、装配、检修和维护。

负责医院硬件设备（如路由器、交换机、服务器、终端计算机等）的安装、调试、维护、升级等工作，保障医院信息系统的正常运行。

负责管理计算机及其相关设备，完整保存计算机及相关设备的驱动程序、保修卡及重要随机文件。并经常保持各种网络设备、设施整洁干净，认真做好网络设备的日、月检测，使网络设备始终处于良好的工作状态。

负责受理医院信息系统硬件及网络设备的保障请求并及时进行处理，重要设备和重大活动要做好设备维修应急预案。发生突发情况，要立即赶往现场，及时采取措施，保障设备的稳定使用，同时将故障及处理情况及时登记备案。

对用户计算机进行维护时，如可能造成用户数据损坏或丢失，必须做好全面的备份工作，并告知用户可能存在的风险，征得用户同意后方可进行。

对设备送外维修所发生的费用，核算到部门；设备维修完毕，及时与使用人员交接，并填写好设备维修单。

负责主干网内的一切硬件设备（如服务器、交换机、配线系统等）的增、减、改，并做出详细记录。

负责主机房环境的管理，监督全科室人员共同执行《机房管理制度》，同时确保机房内的电力、通风、空调、照明等设备处于良好状态。

指导用户正确使用各种信息设备，做好培训指导工作。

（四）信息系统维护员职责

负责服务器硬件和系统软件的日常维护。

信息系统维护员应熟悉并严格监督数据库使用权限、用户密码使用情况，定期更换用户口令、密码，负责各工作站模块登录口令、密码的设置并做好记录，工作站操作人员更换时，要立即更改口令。

严格按规章制度要求做好各种数据、文件的备份工作，按要求对数据进行日备份、月备份和年备份。确保备份数据的完整性和准确性，做好备份数据的审核工作，并做好相应记录。服务器数据库除实时备份外，还要做好移动媒体的数据备份，并严格实行异地存放、专人保管，所有重要文档定期整理装订，专人保管，以备后查。

负责医院信息系统（HIS）数据的导出、导入工作。要确保导出、导入数据的完整性和准确性，并做好导出、导入数据的审核和相应记录工作。

负责参与医院各种信息系统的需求调研与汇总，信息系统安装、测试、维护、升级等工作，保障医院信息系统的正常运行。

负责信息系统所有服务器的系统软件安装、维护工作。

负责受理门诊、住院、药房药库、检验、影像等信息系统软件方面的故障报告并及时进行处理，将故障及处理情况及时登记备案。

负责全院计算机网络系统的运行检测，及时维护，做好重要数据备份并异地存放，确保系统发生故障时能够快速恢复。

负责主机数据库的性能监测与调整，定期进行数据整理，监测并记录有关现行性能指标，并根据应用对相应参数进行适当调整。

定期对医院系统计算机应用科室进行巡视，了解各工作站的设置情况以及各硬件系统的运行情况，做好各项记录。

负责制定系统转储及恢复方案，监督值班人员正确完成每日的数据备份工作。每月的第一天做一次全转储，并将备份介质妥善保管。

在新应用软件启动初期，负责对操作人员的培训工作。

负责监督和督促系统维护商按照合同的规定对系统进行维护和保养。

（五）信息安全管理员职责

负责信息安全保密工作：不得泄露操作系统、数据库的系统管理员账号、密码，切实保障系统安全；定期或不定期对口令密码进行更换，合理配置操作系统、数据库管理系统所提供的安全审计功能，以达到相应安全等级标准；关闭与应用系统无关的所有网络端口，建设严格的网络安全策略机制，防止非法用户的侵入；及时安装正式发布的系统补丁，修补系统存在的安全漏洞，防止系统遭受各种恶意攻击；启用系统提供的审计功能，监测系统运行日志，掌握系统运行状况。

负责加强信息系统的安全监测：信息安全管理员负责制订各种紧急情况应对方案并经常监测，分析计算机信息系统运行状况，对不能确认的异常现象，必须向计算机安全管理部门报告；发现违规操作时及时制止，切实提高信息系统的安全效能；协助业务操作人员审查业务处理结果，发现问题应及时查明原因；对计算机信息系统安全运行的监测记录及其分析结果严格管理，未经相关领导许可不得对外发布或引用。

负责重大安全事件和应急处理：确认计算机信息系统出现重大安全事件，必须果断采取控制措施，立即报告相关安全工作领导小组并逐级如实上报计算机安全主管部门；重大安全事件发生后，协助有关人员保护事件现场，积极协助安全事件的调查，做好善后处理工作；重大安全事件的处理情况，安全管理员必须形成书面材料，报告上级计算机安全主管部门。

负责定期对信息安全工作进行巡检，并在其他业务管理员的协助下建立完整的安全巡检报告。要根据信息系统安全需求及网络系统建设的发展，提出网络系统安全整改意见和实施方案，以及具体的解决方案。

负责落实对其他管理员和普通用户信息安全工作的指导和监督。

负责监控信息系统的安全需求变化，及时获取来自其他管理员和普通用户的安全意见，进行必要的安全管理体系修订。

负责配置符合安全策略的网络参数，严格按照信息系统安全运行细则进行操作，对网络用户访问权限进行严格的控制，维护网络，确保其安全正常运行。

负责监控网络关键设备、网络端口、网络物理线路，防范黑客入侵，及时向计算机安全人员报告安全事件。

（六）信息系统管理员职责

根据医院的实际管理模式及开展医院管理信息系统的需求，编制各管理信息系统的需求分析。

维护好各系统软件，掌握好系统软件和测试软件的使用，负责注册用户、设置口令、授予权限，并适时加以修改，以便增强系统的保密程度。

负责服务器、存储设备等监测项目的确定。

负责医院各工作站系统软件与应用软件的安装、调试和维护。

负责本院信息系统的逐步拓展和新增功能模块的应用。

做好服务器配置、安装和改动记录，编写内部网络和系统运行日志，内容要详尽、科学。对服务器配置的每次改动都要做记录，包括时间、原因、配置记录文件等。如果发生故障，就必须记录故障发生的时间、故障情况、处理方法及预防措施等。

负责网络设备或服务器的性能测试或系统软件的升级。

负责分配局域网系统 IP 地址和域名系统（DNS）服务，配合相关人员组织实施。

根据数据的保密规定和用途，负责确定数据使用人员的存取权限、存取方式和审批手续。

负责调整各主机的运行参数、用户注册、权限管理、作业优先级管理，确保各主机系统的运行效率。

（七）网络数据质量监控小组职责

网络数据质量监控小组组长及副组长的职责是：负责制定全院性的数据质量监控制度和措施，协调各个部门、科室及各个质量管理环节，组织全院性质量管理活动，负责组织质量教育和培训工作，以及岗前相关训练、考核工作，建立和修订有关工作质量标准与规范，研究制定有关质量管理制度，实施质量考核和贯彻落实奖惩制度；关注日常数据质量的检查、监控、统计分析和评价工作，监督网上系统所有数据质量管理工作；调查分析网上系统所有数据质量发生缺陷的原因，判断缺陷的性质，制定和改进监控的措施等。

网络数据质量监控小组成员职责如下。

医疗护理质量监控方面的职责：负责所有医疗护理信息发生点的质量监控工作，包括诊断工作质量、治疗工作质量、护理工作质量、医技工作质量等。负责监控所有就诊、住院病人的基本信息、费用、费别信息等，包括诊断、入院时间、入院科室、入科时间、等级护理、病情状态等，观察病人入科、转科、出院情况，确保流动日报准确，监控医技科室工作量录入的准确性，监控手术例数与大、中、小手术数据的准确性等。

卫生经济管理科监控方面的职责：负责监控门诊收费处、住院收费处规章制度落实情况；监控价表项目收费标准、价表项目的会计项目分类，核算项目分类归类的准确性；监控收费项目费别、身份、体系合同单位及收费项目等基础数据录入的准确性；监控预交金录入的及时性和病人医疗过程中预交金的使用情况，防止病人欠费、逃费；监控收费结账人员执行医院有关减免与修改费别的审批权限及减免额度情况；参与门诊收费、住院收费的日结、月结工作，监控日结账与会计室现金交接工作，监控核对会计转记账数据准确性；参与监控成本核算数据的准确性、可靠性等与卫生经济管理有关的一切活动。

药剂科监控方面的职责：负责监控全院药品采购、记账入库、药品发放、记账出库及出入库数据的准确性和及时性；负责监控门诊药房、住院药房与药库的规章制度落实情况，严格要求门诊药房核对处方及计算机处方信息后方可发药，严格要求住院药房按计算机医嘱摆药；参与门诊药房，住院药房，药库的日结、月结工作，严格审核汇总数据的准确性；监督每个月底凭各月结报表库存数进行的清点库存工作，真正做到账物相符；监督药库及各药房的月底盘点工作，要求做到账物相符，并由药剂科主任经常抽查。

第二章　医院信息基础设施系统

第一节　医院信息网络系统

一、概述

医院信息网络系统是一个涉及面广、业务量大的计算机系统工程，是进一步加快信息化建设，提高工作效率的重要工具。医院信息网络系统的建设有利于加强医院内部的管理和服务水平，具有极为重要的意义。

对于这样一个计算机系统集成工程，其项目组织和管理较为复杂，涉及决策、计划、实施、监督、评价等不断循环上升的管理过程，也是各项管理职能发挥作用的过程。应通过采用内部计算机网络及国际互联网等高新技术，实现信息协同处理和资源共享，进一步提高管理水平和效率，为医院提供准确高效的服务，以取得更好的社会效益。在整个项目管理过程中，项目实施是重要的一环，是项目规划的目标，是项目成功的保障，系统集成商有责任、有义务利用自身的管理和技术优势，协助建设单位圆满地完成项目实施工作。因此需要先对项目的系统功能需求和预算做出规划，并对将来项目的社会效果进行各方面评价。

二、功能

医院信息网络系统的建设应满足医院医疗、办公、视频会议等应用需求，并为今后平滑升级做好准备。为给 HIS、临床信息系统（CIS）、医学影像档案管理和通信系统（PACS）、放射信息系统（RIS）、远程医疗系统等医院信息系统服务，系统应具备高带宽、大容量和高速率的特性。

桌面用户接入采用 10/100 Mbit/s 自适应方式，PACS、RIS 等系统的高端用户采用 1 000 Mbit/s 自适应或光纤到端口的接入方式。

按满足网络运行的安全性和可靠性要求进行网络设备配置，并采用硬件备份、冗余等方式。具体需要的功能有以下几点：

①可靠及强大的多极容错能力。

②强大的安全防护能力。

③高带宽、大容量。

④易管理、易维护。

⑤扩充性强，可与新技术衔接和升级。

⑥支持国际标准和工业标准的通信协议，支持与异种网络互联。

三、基本原理及组成

（一）基本原理

医院信息网络系统采用高性能三层交换技术，确保网络具备高安全性；具备电信级的容错能力，确保网络的高可靠性；支持丰富的网络接口类型；强化对多媒体功能的支持，以满足大流量的多媒体传输需求；与城域网及互联网（Internet）连接时，可向电信运营商租用数字数据网（DDN）专线，还可安装综合业务数字网（ISDN）模块，用于链路备份；确保网络安全，并控制内部用户的访问。

网络系统是否稳定是系统能否正常运作的根本，只有保证网络系统稳定，才能保证业务系统及办公系统不间断运作。另外为适应业务和应用发展的需要，必须考虑到未来的发展趋势，一个成熟的网络是可以随着需求的不断扩大而随时升级的。这就需要保证在核心不变的基础上，拥有支持多应用、可扩展的特性。

（二）组成

根据医院信息网络的设计原则分为三层结构，包括核心层、汇聚层和接入层。以下简要描述不同层次所执行的功能。

1. 核心层

核心层一般是一个高速的交换主干网，用于尽快地交换数据包，一般不做数据包处理。例如访问控制和过滤等都可能降低数据包的交换速度。由于核心层对网络互联是至关重要的，因此核心层应具有高可靠性，能快速适应网络的变化；并支持硬件冗余和软件升级。

2. 汇聚层

汇聚层主要进行地址区域集合、部门或工作组接入、广播和多目广播域定义、虚拟局域网（VLAN）交换等工作。

3. 接入层

接入层主要进行共享带宽、交换带宽、介质访问控制（MAC）层过滤等工作，为用户提供在局部网段访问互联网络的能力。它直接与桌面计算机连接，实现VLAN划分与安全控制。

这种层次型的结构不仅提高了整个网络的可用性、可靠性，而且可以滤除网络主干上不必要的流量，为网络管理与运行维护提供良好的基础。根据千兆以太网系统要求，分层结构不一定要有十分清楚的物理实体区分，有的交换机既可以工作在汇聚层，又可以工作在接入层，因此可以根据投资规模等省略汇聚层设备。整个网络采用星形网络构造。

内网设计：内网的建设是满足医院内部医疗以及日常办公的需要，为 HIS、CIS、RIS 等医院信息系统服务，满足 PACS 应用。

内网设计通过采用十万兆平台的核心路由交换机，完成全网的数据转发和控制。同时，为了保障门诊收费区域的全面可靠性，门诊收费区域通过双汇聚设备上联核心交换机。

地区数据流量大，核心交换机负担重，因此采用万兆核心路由交换机作为核心骨干路由交换机。地区的核心交换机之间采用双链路冗余设计。双链路不但可以实现核心交换机之间的负载均衡，同时在某条链路出现故障时，冗余链路可迅速承担起全部的数据流量传输功能，提高网络的可靠性。

外网设计：医院的外网主要是提供 Internet 连接共享。相比内网，外网无论是速率还是稳定性要求都比较低，但这并不意味着不需要重视。从节约成本的角度出发，外网可以不需要冗余，但所选设备仍然需要稳定，并且拥有较高的性价比。整个外部网络的数据流向和流量决定着其可以采用与内网同样的星形网络结构，分为核心层、接入层两层，使用分布式交换。

通过万兆核心交换机构成外网核心，通过千兆以太网链路连接各个应用服务器，为内部和外部用户提供信息服务。

接入设备通过千兆链路上联万兆核心交换机，实现以千兆链路为主干、百兆接入桌面，为外部网络用户提供高速的 Internet 访问和信息查询等服务。

四、技术要求

（一）高性能

网络的设计方案不但要保证理论上可行，更重要的是实际上可用。网络维护人员要充分考虑应用系统的具体情况，充分发挥设备的最大性能，更好地满足需求；要迅速地处理通信数据，需要网络设备支持高速通信链路，具备高数据吞吐能力。

（二）高稳定性

建成后的核心网络应该为广大接入用户提供高度稳定的网络平台。

网络的稳定性包括设备级稳定性、链路级稳定性和网络级稳定性三个层面。一个高度稳定的系统平台必须同时满足这三个方面的要求。

设备级稳定性包括设备内有冗余处理器、冗余接口模块、冗余电源和风扇，确保无单点故障。主路由器和主交换机应满足设备级稳定性要求。

链路级稳定性包括主机与网络设备间的链路冗余、网络设备与网络设备间的链路冗余及关键设备的热备份。

网络级稳定性包括网络的热备份路由及可以在多条链路上提供负载均衡和容错功能路由。

（三）服务质量保证

网络建成后，应该具备针对不同的网络应用流量提供不同的优先级别的功能，并可进行端口限速，对一些时间敏感型的数据能分配较高的优先级和带宽，最大限度地满足各种服务流量对网络的要求。

（四）网络可扩展性

网络的扩展性应该从以下几个方面进行考虑。

拓扑结构的扩展性：网络的拓扑结构必须允许在任何时间、任何地方较方便地增加网络链路带宽。

设备的扩展性：网络设备的背板容量应满足增加模块后的要求，设备应有足够的空余插槽等。

设备对新应用的支持：未来一些新的应用将进入局域网内，网络设备应能支持这些应用。

（五）网络的安全性

建设的网络系统要求同时支持多种应用，各应用间要建立完善的网络安全机制，为各种接入方式制定严格的访问策略，防止来自内部的攻击。

病毒防护也是一项重要的网络安全性指标，对于病毒入侵的防护主要通过控制病毒的来源、增设企业级的病毒防火墙以及实时监控网络流量等方法来实现。

网络维护人员应可便捷地对网络设备进行远程控制和配置，保证网络正常稳定运行。

（六）网络的可管理性

为了使网络系统易于管理和维护，医院网络工程应提供先进而完善的网络管理系统。这样，既方便了网络管理员的工作，减轻了劳动强度，也提高了网络系统的管理程度。

（七）设备的先进性和成熟性

应采用先进和成熟的网络技术和产品，即网络的选择既要遵循新技术的发展方向，采用最新的技术，使项目具备国内领先的地位，又要兼顾技术上的成熟性。为保证核心交换机的稳定性和可靠性，所选产品的部件、模块和功能特性应具有稳定工作六个月以上的案例。

（八）网络的开放性和标准性

开放的网络可以让用户自由地选择不同厂家的产品，不受原有厂家的限制，最大限度地保护用户的利益。要求网络的设计一定要基于国际标准，使用标准的通信协议，尽可能让不同厂家的设备能够在同一个网络上同时运行。

应严格按照国际标准设计实施，保证系统具有较长的生命力和扩展能力，以满足将来系统升级的要求，保证与不同厂商的相应网络设备具有互联互通的能力。

第二节　医院电话交换系统

一、概述

医院电话交换系统是根据医院的使用功能及通信业务需求，利用程控用户交换机为客户提供语音、数据、图像等多媒体业务服务的系统。

二、功能

医院电话交换系统可根据医院的业务需求，设置相应的无线数字寻呼系统或其他群组方式的寻呼系统，以满足医院内部紧急寻呼的需求。

医院电话交换系统中程控交换机的功能如下。

（一）业务功能

1.基本电话业务

主要为公用电话交换网（PSTN）所提供的基本业务；交换机所组成的专用网之间的呼叫业务；本交换机内部分机用户的呼叫业务（市话、长话、特服）。

2.PSTN补充业务

提供如缩位拨号、热线服务、三方通话、主叫号码显示等业务。

3.综合业务数字网业务

综合业务数字网（ISDN）业务可分为两大类：承载业务，如电路型和分组型业务；用户终端业务，如电话业务、传真业务、可视电话业务。

4.其他业务

如集中用户小交换机（Centrex）业务、IP电话、接入网V5业务、以太网接入业务、POS 业务等。

（二）呼叫处理功能

①分机间呼叫。

②本网内特种业务呼叫。

③投币电话、磁卡电话、IC 卡电话等带有计费设备的终端。

④与其他用户交换机间的呼叫。

⑤对用户的权限识别。

⑥话务员功能。

三、基本原理及组成

（一）基本原理

医院电话总机房采用虚拟分机形式。通过在电话机房增设电信局的虚拟分机模块，可实现在内部拨分机号，即进行内部通话，电信局不计费；任何分机可直接拨打外线；外部电话通过拨统一的几位号加某一分机号，即可直接拨通该分机。电话电缆从本地区电话局引入，采用大对数电话电缆，院内通信线路的敷设纳入综合布线系统。

在医院中设置电话交换系统。在合适的位置设置双工对讲主站中继台和无线对讲分站中继台，在地下层、一层、夹层、走廊设置吸盘天线，确保在任何地点可进行双向通信，供大楼工作人员及保安人员使用。

（二）组成

1. 主要设备

公共主机系统；普通模拟用户；数字用户；市话数字中继；中文话务台；8 端口语音邮箱；系统维护终端（含打印机）。

2. 硬件系统

应采用模块式的硬件结构，便于扩充，并能容纳新业务和新技术。

除在总配线架处应有一次保护措施外，在用户电路处应有二次保护措施，在遇到高电压或大电流等意外情况（如雷击、电力线故障）时，力求用户电路不受影响、交换机公用设备绝不受影响。

有条件时，用户电路应有自适应均衡网络性能，用以适应我国用户线及话机的情况。

应能连接普通用户、用户交换机、投币电话、磁卡电话等。

应能方便地将非 ISDN 用户电路板改插为 ISDN 用户电路板。

3. 软件系统

应有完善的实时操作系统。

应有完善的各类常规呼叫的接续处理功能，长途交换设备还具有半自动接续处理功能。

应具有完善的计费处理功能及费率变更控制功能，并可与计费处理中心相配合。

应具有完善的、便利的人机通信控制管理。

四、技术要求

①以工程的实际需求为主，并考虑系统的扩容与功能的扩展，预留发展的余地。

②交换设备技术先进成熟，系统稳定可靠。

③所选设备应具备国家相应检测机构发放的入网许可证。

④交换设备的各项功能与技术要求符合国家制定的技术规范要求。

第三节　医院移动通信室内覆盖系统

一、概述

现代建筑多以钢筋混凝土为骨架，加上全封闭式的外装修，对无线电信号的屏蔽力强，使通话质量严重下降。在医院的低楼层或电梯等环境下，基站接收信号十分微弱，形成了信号覆盖的盲区，导致手机通信无法正常使用；在医院的中间楼层，由于可以接收到周围多个不同基站的信号，使基站信号发生重叠，产生乒乓效应，严重影响了手机通信的正常使用；在医院的高层部分，既有附近几个基站的信号进入室内，也有不远处基站的信号通过直射、折射、反射、绕射等方式进入室内，导致室内接收信号忽强忽弱，极为不稳定，十分杂乱，同频、邻频干扰十分严重。

为解决以上所说的室内信号覆盖不理想的问题，目前最有效的方法是在建筑物内安装室内覆盖系统。它是将基站的信号通过有线方式直接引入室内的每一个区域，再通过小型天线将基站信号发送出去，从而达到消除室内覆盖盲区，抑制干扰的目的，为楼内的移动通信用户提供稳定、可靠的室内信号，使用户在室内也能享受高质量的移动通信服务。

二、基本原理及技术方案

（一）基本原理

移动通信室内覆盖系统原理是利用室内天线分布系统将移动基站的信号均匀分布在室内每个角落，从而保证室内区域拥有理想的信号覆盖。

建设移动通信室内覆盖系统可以较为全面地改善室内的通话质量，提高移动电话接通率，开辟出高质量的室内移动通信区域；同时，使用微蜂窝系统可以分担室外宏蜂窝话务，扩大网络容量，从整体上提高移动网络的服务水平。

可在医院的通信机房设置移动通信室内覆盖系统，用于覆盖医院的主要大楼。信号由移动公司经室外单模光缆引入，设计中预留进出建筑物的管线，具体设计及实施由各运营公司实现。

（二）技术方案

实现室内覆盖的技术方案可分为三种。

1. 微蜂窝有线接入方式

它是以室内微蜂窝系统作为室内覆盖系统的信号源，即有线接入方式，适用于覆盖范围较大且话务量相对较高的建筑物，在市区中心使用较多，它解决了覆盖和容量问题。

与宏蜂窝方式相比，微蜂窝方式是更好的室内系统解决方案。其通话质量比宏蜂窝方式要高出许多，对宏蜂窝无线指标的影响甚小，具有增加网络容量的效果，可改善高话务量地区的室内信号覆盖。

但微蜂窝在室内使用时，受建筑物结构的影响，其覆盖受到很大限制；而对于大型写字楼等，如何将信号最大限度、最均匀地分布到室内每一个地方，是网络优化所要考虑的关键。且微蜂窝方式成本较为昂贵，需要进行频率规划，需要增建传输系统，网络优化工作量大。选取宏蜂窝方式或微蜂窝方式，需要综合权衡移动网络和运营商的多方面因素。

2. 宏蜂窝无线接入方式

它是以室外宏蜂窝作为室内覆盖系统的信号源，即无线接入方式。适用于低话务量和较小面积的室内覆盖盲区，在市郊等偏远地区使用较多。宏蜂窝方式的主要优势在于成本低、工程施工方便，并且占地面积小；其弱点在于对宏蜂窝无线指标，尤其是掉话率的影响比较明显。目前，采用选频直放站及增加宏蜂窝的小区切换功能可以缓解这一矛盾，但当对应的宏蜂窝频率发生变化时，直放站选频模块需要做相应调整。

随着运营商对成本和网络资源利用率的重视，宏蜂窝方式在最近几年出现升温的势头。

3. 直放站

在室外站存在富余容量的情况下，可通过直放站将室外信号引入室内的覆盖盲区。

利用微蜂窝方式解决室内问题存在很大的局限性：建设微蜂窝的设备投入巨大，工程周期较长，只适合在话务量集中的高档会议厅或商场使用。而直放站不需要基站设备和传输设备，安装简便灵活，设备型号也丰富多样，在移动通信中正扮演越来越重要的角色。

三、技术要求

医院移动通信室内覆盖系统应符合下列要求。

①对人体无任何伤害。

②所需安装的建筑物的屏蔽效应已阻碍与外界通信。

③保障建筑物内各种移动通信用户对移动通信的使用需求，为适应未来移动通信的综合性发展预留扩展空间。

④对屏蔽移动通信信号的局部区域，宜配置室内屏蔽系统。

⑤满足各类建筑的使用业务对语音、数据、图像和多媒体等信息通信的需求。

⑥符合现行国家标准《电磁环境控制限值》（GB 8702—2014）等有关规定。

第四节　医院综合布线系统

一、概述

综合布线系统是智能建筑的中枢神经系统，是构筑智能化建筑网络的基础。在医院综合布线系统的基础上，可形成遍布整个医院的语音网络、数据网络，同时还可兼有文字、图像和视频等领域方面的应用价值。因此，医院综合布线系统设置是否合理直接影响到上述网络系统的稳定与安全及其扩展功能和实用功能。

二、功能

综合布线系统是电信网中用户接入网的有机组成部分；电信光纤到达医院后，要真正实现电话、数据及多媒体接入业务等也离不开医院综合布线系统的运用。

医院综合布线系统涉及医院内的计算机网络系统（CNS）、通信自动化系统（CAS）、办公自动化系统（OAS）及楼宇自动化系统（BAS）等领域，可以说是一个跨学科、跨行业的系统工程。因此医院综合布线系统应总体规划、全局考虑，以确保该系统稳定、可靠地运行。

医院综合布线系统是构成医院信息网络系统的基础通道，负责实现医院门诊楼、住院楼、宿舍楼以及办公大楼内各自系统内部和相互之间的连接，提供先进、可靠的信息通道，为医院建设铺设一条"信息高速公路"。

三、基本原理及组成

（一）基本原理

综合布线传输网络使建筑物或建筑群内部的语音通信设备、数据通信设备、信息交换设备、物业管理设备及建筑物管理设备等彼此相连，也使建筑物内部的信息设备与外部的信息通信网络相连。

（二）组成

根据综合布线的设计思路，医院综合布线系统一般设置 6 个子系统。

1. 工作区子系统

在每栋大楼所有医疗门诊、病房、办公等区域预埋线缆及预设端口插座，以便用户在任何区域均能得到语音和数据分配服务。数据和语音插座均采用 RJ 45 标准模块，采用单口、多口面板或地面插座安装。每个信息点均可用于数据、图像、语音等系统终端的连接，并在面板上设置明显标识，以区别语音与数据类型的应用。

2. 水平子系统

数据、语音传输的水平线缆采用超 5 类或 6 类非屏蔽双绞线，并在施工中按相关规范和标准在线缆端头设置明显的、不易褪色的线缆类型及线序号。

3. 管理子系统

所有设备和配线架均采用标准工业机柜安装方式，建成后的网络数据和语音插座具有互换性。语音及数据水平子系统配线架均采用标准模块式配线架，应用颜色区分。语音垂直端配线架采用交叉连接配线架，数据垂直端配线架采用光纤配线架。

4. 垂直干线子系统

数据主干采用多芯多模光纤，以千兆带宽为基础设计标准，并支持万兆应用；语音通信的垂直主干采用大对数电缆。

为确保系统具备向后的兼容性及良好的可扩展性能，主干光纤采用支持万兆（10 GB）传输速率的产品，目前设计使用主干速率为千兆。

5. 设备室子系统

设备室子系统将所有配线架及网络设备安装于标准机柜中。数据主配线架采用标准机架式光纤配线架；语音主配线架采用机架式 110 型 100 对交联配线架，并留有足够的端子连接来自程控交换机配线架的语音电缆。同时为便于维护、管理，所有的配线架使用理线器。

6. 建筑群子系统

由语音主干电缆和可抗电磁干扰、可延长信号输送距离的室外多模光缆组成，可将一个建筑物的线缆延伸到另一个建筑物的通信设备和装置上。

四、技术要求

医院选择的综合布线设备应能满足目前及未来通信技术的应用与发展，能全面支持医疗建筑中语音、图像、门禁、显示等系统，并具备各种适配器，便于接入多种医疗装备，为远程诊疗、电视探访等提供信息基础设施。

（一）适用性

满足医院的电话通信系统、办公自动化和计算机网络系统对通信布线的要求；能兼容语音、数据、图像的传输，并可与外部网络连接。

（二）先进性

系统采用适度超前的配置，可支持未来的网络技术和应用。

（三）标准化

满足最新布线系统标准，例如国家标准《综合布线系统工程设计规范》（GB 50311—2007）和《综合布线系统工程验收规范》（GB 50312—2007）等。

（四）模块化

系统所使用的设备均可任意更换插拔的标准组件，以方便使用、管理及扩充。

（五）可靠性

采用高可靠性的机柜型配线系统，配置不会对模块产生拉力的线缆管理器和不会对 RJ 45 插头产生拉力的跳线管理器，这些措施将大大提高系统可靠性和安全性。

（六）经济性

在满足应用要求的基础上，尽可能降低造价，选择性价比最高的产品。

第五节　医院机房

随着现代科学技术高速发展，各种通信、控制设备大量采用微电子技术。这些精密设备只有通过稳定、可靠地运行才能发挥其效益，因此要严格把控机房的环境条件，即机房温度、湿度、洁净度、噪声、振动、静电、电磁干扰等。因此建设标准化、专业化的机房是医院实现信息化、数字化的重要基础。

机房包括：信息中心设备机房，消防、安防监控中心机房，有线电视前端设备机房和其他智能化系统设备机房。机房一方面要使主机系统安全可靠、正常运行，延长设备使用寿命；另一方面要给机房工作人员提供一个舒适、典雅的工作环境。因此，医院机房建设既要满足机房专业的相关国家标准，建筑装饰又要具有现代艺术风格。机房设计要求科学性和系统性、经济性和适用性、美观性和舒适性并存。

一、信息中心设备机房

（一）概述

随着社会科学技术高速发展，各类计算机已被广泛地应用于社会的各个领域，在机关、学校、企事业单位的日常管理、财务结算、信息传递、办公自动化等方面起到了重要的作用。信息中心设备机房的设计是一项技术性很强的工作，它必须结合强电的各项技术，考虑到弱电信号中基准电压、静电场保护、温度、湿度等的要求。合理的机房设计可以尽可能减少计算机及各种设备相互之间的干扰，极大减弱外部电磁场对计算机系统的影响，为系统提供可靠的环境及所需的各种条件，保证计算机系统及以计算机为基础的各种业务系统的正常运行。同时，在满足机房设备使用要求的前提下，还应考虑机房的建筑装修简洁、美观、大方，使用、维护方便。

（二）基本原理及组成

医院信息中心设备机房是各个终端计算机信息、数据的汇集中心。机房内一般放置重要的数据处理设备、存储设备、网络传输设备及机房保障设备。

1.计算机设备

包括计算机主机、交换机、服务器、网络设备、通信设备等。

2.供配电系统

计算机供配电系统是一个综合性供配电系统，它不仅要解决计算机设备的用电问题，还要解决保障机房设备正常运行的其他附属设备的供配电问题，如机房恒温恒湿专用空调、机房照明系统用电等。其中,计算机设备用电负荷等级为一级。一级负荷必须由两路独立的电源点供电,即由两个不同的变电站各引一路电源供电;或一路由常规电源供电,另一路引自发电机组电源或不间断电源(UPS)组成的双回路。

3. 照明系统及 UPS

照明系统:合理设计照明灯具的布局,相邻灯具照明电源由不同的相序"L线"供电,以降低频闪效应,提高照明质量,同时起到电源负载平衡的作用,满足工作人员的工作需求。

需用 UPS 的主要设备如下。

①机房内所有交换机、服务器等设备。在市电停电后,保证工作人员可做存盘等紧急处理。

②网络交换设备、服务器等。

③外设(如磁带机、打印机等)。

④应急照明系统。包括机房内及走道内的应急照明灯、疏散指示灯,它们在停电时自动启动。

⑤感应卡、监控系统。

⑥消防系统。

4. 精密空调系统

精密空调系统用以控制机房的温度、湿度等条件。空调机组的安装应保持地面的水平度。室内机器与钢支架间应放置橡胶垫,并用螺栓固定;室外机组应该安装于建筑物的阴面,防止日光直射。根据空调安装的具体要求在周围留有维修空间;台架应通过预埋在平台上的地脚螺栓牢固地固定。

5. 通风系统

通风是为了满足工作人员对新鲜空气的需求和保持工作区正压。新风机、排风机及管道的吊架应根据风管截面的大小具体选择,巨型风管的标高从管道最低点算起。送风管道用镀锌钢板制成,风管安装水平度允许偏差每米不大于 3 mm,总偏差不应大于 20 mm。风管在安装前应进行擦拭,达到风管表面无油污、无浮尘;施工完毕时应将管开口处封闭,防止灰尘进入。余压阀安装在空调机房与外走廊之间的墙柱上。

6. 消防报警系统

信息中心设备机房应设火灾报警和气体灭火系统。当机房内整套防护区发生烟感、温感复合信号后,火灾报警器输出各路信号包括如下内容。

切断防护区内的空调、照明等电源。

输出声光报警信号。

延时 30 s 输出控制信号，控制灭火气体柜组的阀门，使其输出灭火气体。此外，机房应有畅通的疏散通道。

7. 机房集中监控系统

机房集中监控系统由前端数据采集器、传感器、控制器、智能接口以及终端管理软件平台等共同构成，包括物理层、网络层、软件平台和应用层四层结构，可以方便升级。考虑到机房的可扩充性，监控系统必须能够达到同时对 30 个以上的机房进行监控的实力。系统全部硬件设备均为工控设备，加电后自动运行，防网络病毒，可实现采集的不间断运行。

机房集中监控系统的监控包括以下内容。

配电监控系统：配电柜、UPS、发电机组、蓄电池、防雷器等。

环境监控系统：空调、新风排风、泄漏、温湿度等。

安防监控系统：门禁、入侵探测、视频、消防等。

计算机网络监控系统：CPU、内存、存储盘、网络拓扑、网络流量、网络宽带等。

单机房监控：使用嵌入式 LonWeb 采集服务器，采集机房运行环境数据及计算机网络运行信息；使用嵌入式网络视频服务器，监视机房图像；通过客户端软件或浏览器显示机房监控内容。

多机房联网集中监控：按照设备的区域分布情况，每个机房配备嵌入式 LonWeb 和嵌入式网络视频服务器，所有机房的监控设备通过局域网、广域网、Internet、非对称数字用户线路（ADSL）/ISDN、同轴电缆（2M 线）、码多分址 / 通用分组无线业务（CDMA/GPRS）或无线以太网等接入监控中心的管理服务器，在监控中心实现统一监控和管理。

8. 装修

机房的装修要着眼于各系统整合的合理性、灵活性、适用性，重在功能和环境指标的实施，以确保计算机设备长期稳定地运行，确保各系统充分发挥其功能，为管理人员提供安全、高效的管理手段，为工作人员创造绿色环保、健康的工作环境。

活动地板：负担计算机设备重量。活动地板下形成的隐蔽空间，可以敷设电源线管、线槽、综合布线、消防管线等，以及一些电气设施（插座、插座箱等）；作为静压箱及送风通道；作为静电泄放通道。铺设方法是以房间中心为基准向四边对称铺设，最后补边。铺设时相邻四块地板的对缝要相互垂直不得错位，每个横梁都应用水平尺找平，相邻两板不能有缝隙，板面高差不大于 1 mm，最低处不应超过 2 mm。

吊顶：将吊顶以上到顶棚的空间作为回风风库（如采用上回风方式），可布置通风管道；安装固定照明灯具、走线、各类风口、自动灭火探测器；防止灰尘下落等等。

机房天顶防尘处理：为使水泥楼板不起尘、不产尘，保证空气洁净度，铝合金天花板吊顶以上的墙、柱面及天顶用水泥砂浆抹平，刷防尘、防火漆。

墙柱面：机房内墙柱面要求采用防火处理，充分满足机房对静电、洁净度、防火的要求。踢脚线板不燃烧、不起尘、平整度好。

玻璃隔断：计算机信息中心设备机房的隔断采用不锈钢包边、钢化玻璃隔断，将整个机房分割为主机房和备用间。主机房为重点设备的摆放区，摆放小型机、服务器、网络设备等；备用间主要为人员工作区，摆放资料柜、鞋柜、UPS、配电柜、电池柜等。工作人员通过无框玻璃门出入，平时在工作区通过全透明玻璃观察主机房的情况。

门窗工程：机房的两扇对外大门分别为钢质双开防火防盗门和钢质单开防火防盗门；机房的窗户安装双层玻璃铝合金窗，以起到良好的隔音效果；窗户外侧安装不锈钢管防盗栅栏。

9. 静电防护系统

静电对电子计算机的主要危害是静电噪声对电子线路的干扰，引起电位的瞬时改变，甚至击穿元器件，导致存储器中的信息丢失或误码。静电的产生因素很多，其中之一与机房湿度有关，相对湿度越低，静电电压越高。铺设防静电地面是机房建设的重要环节，常用技术措施有以下几项。

基本工作间不用活动地板时，可铺设导静电地面，采用导电胶与建筑地面粘牢。导静电地面的体积电阻率均应为 $1.0 \times 10^{7} \sim 1.0 \times 10^{10} \, \Omega \cdot cm$，其导电性能应长期稳定，且不易发尘。

主机房内采用的活动地板可由钢、铝或其他阻燃性材料制成。活动地板表面应是导静电的，严禁暴露金属部分。单元活动地板的系统电阻应符合现行国家标准《计算机机房用活动地板技术条件》的规定。

主机房内的工作台面及座椅垫套材料应是导静电的，其体积电阻率与导静电地板相同。

主机房内的导体必须与大地作可靠联接，不得有对地绝缘的孤立导体。

导静电地面、活动地板、工作台面和座椅垫套必须进行静电接地。

静电接地的连接线应有足够的机械强度和化学稳定性。导静电台面采用导电胶与接地导体粘接时，其接触面积不宜小于 $10 \, cm^{2}$。

静电接地可以经限流电阻及本身的连接线与接地装置相连,限流电阻的阻值宜为 1 MΩ。

10. 防雷接地系统

机房静电地板下应加做均压环,以起到等电位连接作用,均压环应至少有两处连接到机房所在楼层的弱电管道井内的共用接地排(楼层弱电等电位汇集点)上;机房内的防雷地、工作交流地(N 线)、静电地、屏蔽地、直流地、绝缘地、安全保护地等应直接连接到均压环上;在设备的信号接口处安装相应的信号避雷器;在土建施工过程中最好将穿线缆的管从弱电间直埋到各个弱电机房。

机房电源系统的防雷:根据机房大小及设备保护的重要程度,采用一级、二级或三级防雷。在大楼低压配电室已设置一级电源防雷装置的基础上,至少在机房配电柜上再加设二级电源防雷装置。防雷器装置在接地、连接等方面均须满足国家标准。在设备终端处采用带突波吸收功能的电源插座为设备提供电源,对设备进行防浪涌保护。

此外,机房电源进线应按现行《建筑物防雷设计规范》(GB 50057—2010)采取防雷措施。独立的机房电源应采用地下电缆进线。当不得不采用架空进线时,应在低压架空电源进线处或专用电力变压器低压母线处装设低压避雷器。

机房信号系统的防雷:根据配置要求,机房内在安装电源防雷器的同时必须加装信号避雷器,以便保护与通信网络、数据网络和计算机网络相连的重要设备。

所有建筑物进出线路(含天馈线路)均应加信号防雷器。

网络布线系统中机房总进线部分加装信号避雷器,在部分特别重要的服务器或设备前加装避雷器。

设备监控系统中所有模块加装信号防雷器。

门禁系统中,在门禁管理主机前加装信号防雷器。

所有信号避雷器应具备以下功能:

①保护 10/100/1000 BASE-T 以太网接口卡和局域网(LAN)设备接入线。

②保护数据终端及个人电脑串口。

③在持续性故障时具有失效保护短路功能。

④在长时间持续性过压、异常强烈雷电冲击情况下,可安全断开。

(三)技术要求

信息中心设备机房应满足以下要求。

信息中心设备机房的使用面积应根据计算机设备的外形、尺寸、布置确定。一般由主机房、基本工作间、辅助用房等组成。

计算机设备宜采用分区布置，一般可分为主机区、存贮器区、数据输入区、数据输出区、通信区和监控调度区等。具体划分根据配置及管理而定。

需要经常监视或操作的设备布置应便于操作。

产生尘埃及废物的设备应远离对尘埃敏感的设备，并宜集中布置在靠近机房回风口处。

主机房内通道与设备间的距离应符合下列规定：

①两相对机柜正面之间的距离不应小于 1.5 m。

②机柜侧面（或不用面）距墙不应小于 0.5 m，当需要维修测试时，则距墙不应小于 1.2 m。

③走道净宽不应小于 1.2 m。

主机房、基本工作间内的温湿度必须满足计算机设备的要求。

电子计算机机房内温湿度应满足下列要求：

①开机时电子计算机机房内的温、湿度应符合表 2-1 的规定。

②停机时电子计算机机房内的温、湿度应符合表 2-2 的规定。

表 2-1　开机时电子计算机机房内的温、湿度

项目	级别		
	A 级		B 级
	夏季	冬季	全年
温度 /℃	23 ± 2	20 ± 2	18 ~ 28
相对湿度	45% ~ 60%	40% ~ 70%	—
温度变化率 / (℃ /h)	< 5，并不得结露	< 10，并不得结露	—

表 2-2　停机时电子计算机机房内的温、湿度

项目	级别	
	A 级	B 级
温度 /℃	5 ~ 35	5 ~ 35
相对湿度	40% ~ 70%	20% ~ 80%
温度变化率 / (℃ /h)	< 5，并不得结露	< 10，并不得结露

开机时主机房的温、湿度应执行 A 级，基本工作间可根据设备要求按 A、B 两级执行，其他辅助房间应按工艺要求确定。

主机房内的空气含尘浓度，在静态条件下测试，每升空气中大于或等于 0.5 μm 的尘粒数应少于 18 000 粒。

主机房内的噪声，在计算机系统停机条件下，在主操作员位置测量应小于

68 dB（A）。

主机房内无线电干扰场强,在频率为 0.15 ~ 1 000.00 MHz 时,不应大于 126 dB。

主机房内磁场干扰环境场强不应大于 800 A/m。

在计算机系统停机条件下,主机房地板表面垂直及水平向的振动加速度值不应大于 500 mm/s²。

主机房地面及工作台面的静电泄漏电阻,应符合现行国家标准的规定。

主机房内,绝缘体的静电电位不应大于 1 kV。

根据机房设备功耗落实电力系统总容量要求。根据目前机房建设经验,在计算机设备不确定的情况下,下列数据可供参考。

UPS 功率:主机房可按 350 ~ 400 W/m² 计算,照明用电可按 15 ~ 20 W/m² 考虑。

空调机容量:按主机房制冷量 400 W/m²,辅助机房制冷量 300 W/m² 确定空调系统用电负荷。

照明用电:按机房区 18 ~ 20 W/m²、辅助区 7 ~ 10 W/m² 确定。

强电井、弱电井应分开设置,新风和消防排气通道应分别独立设置。

防雷接地的要求:

①计算机工作接地,接地电阻小于等于 1 Ω,零地电压小于 1 V,引自大楼共用接地起始端。

②防静电接地是在机房活动地板下用铜带将活动地板相连成网。

③联合接地,接地电阻应小于等于 1 Ω。

④为避免雷电及高压故障造成电网波动,引起设备的严重损坏,在负载前级必须采用防雷器。

⑤响应时间不得大于 1 ns。

⑥配有浪涌计数器,可实时监测和统计出现在供电系统上的高压浪涌次数。

⑦能在高压冲击下保持其钳位电平的衰减值小于 5%,可靠性强。

⑧在 UPS 间机房动力分配柜和 UPS 输入输出柜实施第二级防雷保护措施;在机房内的 UPS 分配柜和控制室分配柜内实施第三级防雷。

二、消防、安防监控中心机房

（一）概述

消防、安防监控中心机房是整个医院安全工作的核心,一旦发生火灾或犯罪入侵,监控中心应立即获取信息,及时作出应急部署。

（二）功能

消防监控中心机房是火灾自动报警和联动系统的控制中心，也是火灾时的灭火指挥和信息中心。

安防监控中心机房内设监控主机及终端显示设备，对建筑物各出入口、车库、走道、电梯轿厢等处进行视频监控、防盗报警等。

（三）组成

1.UPS

需 UPS 供电的设备有消防、安防监控中心机房内的所有设备；各楼层弱电间内安装的控制器等设备。

2. 防雷接地系统

火灾自动报警系统防雷接地；安防系统防雷接地。

3. 安防系统

安防监控中心设有矩阵、监视器、操作键盘等控制及报警主机设备，并有与 110 联网的专线。

（四）技术要求

1. 消防监控中心机房的技术要求

消防监控中心机房的门应向疏散方向开启，且入口处应设置明显的标志。

消防监控中心机房的送、回风管穿墙处应设防火阀。

消防监控中心机房内严禁与其无关的电气线路及管路穿过。

消防监控中心机房周围不应布置电磁场干扰较强及其他影响消防控制设备工作的设备用房。

消防控制室内设备的布置应符合下列要求：

①设备面盘前的操作距离，单列布置时不应小于 1.5 m，双列布置时不应小于 2 m。

②在值班人员经常工作的一面，设备面盘至墙的距离不应小于 3 m。

③设备面盘后的维修距离不宜小于 1 m。

④设备面盘的排列长度大于 4 m 时，其两端应设置宽度不小于 1 m 的通道。

⑤火灾报警控制器和消防联动控制器安装在墙上时，其主显示屏高度宜为 1.5 ~ 1.8 m，其靠近门轴的侧面距墙不应小于 0.5 m，正面操作距离不应小于 1.2 m。

2. 安防监控中心机房的技术要求

监控中心应设置为禁区，应有保证自身安全的防护措施和进行内外部联络的通信手段，并应设置有紧急报警装置和留有向上一级接处警中心报警的通信接口。

监控中心的面积应与安防系统的规模相适应，不宜小于 20 m²。应有保证值班人员正常工作的相应辅助设施。

监控中心室内地面应防静电、光滑、平整、不起尘。门的宽度不应小于 0.9 m，高度不应小于 2.1 m。

监控中心内的温度宜为 16 ~ 30℃，相对湿度宜为 30% ~ 75%。

监控中心内应有良好的照明。

室内的电缆、控制线的敷设宜设置地槽；当不设置地槽时，也可敷设在电缆架槽、电缆走廊、墙上槽板内，或采用活动地板。

根据机架、机柜、控制台等设备的相应位置，设置电缆槽和进线孔。槽的高度和宽度应满足敷设电缆的容量和电缆弯曲半径的要求。

室内设备的排列应便于维护和操作，并应满足安全性的设计要求。

控制台的装机容量应根据工程需要留有扩展余地。控制台的操作部分应方便、灵活、可靠。

控制台正面与墙的净距离不应小于 1.2 m；侧面与墙或其他设备的净距离，在主要走道不应小于 1.5 m，在次要走道不应小于 0.8 m。

机架背面和侧面与墙的净距离不应小于 0.8 m。

三、有线电视前端设备机房

（一）概述

现代有线电视系统主要由前端设备、干线传输系统和用户分配系统三大部分组成。前端设备位于整个有线电视系统的最前端，是有线电视系统传输节目的总源头；有线电视系统传输的节目套数越多，前端设备就越多。

（二）功能

前端设备将天线接收到的高频电视信号和电视台自己开办节目的电视信号进行必要的处理，比如滤波、调制、频率转换等；然后对所有这些高频电视信号进行混合，并将混合后的信号发送到用户分配网络，同时监视有线电视节目的播出内容及质量。

（三）基本原理及组成

前端设备包括卫星和本地的广播电视节目及自办节目的接收、播控及用户管理系统三个部分，主要有天线、前端放大器、信号处理器、调制器与解调器、混合器与分波器及辅助设备。

1. 前端接收设备

有电视接收天线、卫星天线、微波天线、视频服务器、解码器等。

2. 射频前端

该部分是对信号源提供的各路信号进行处理和控制，并输出高质量的信号给干线传输部分，主要包括信号的放大、信号频率的配置、信号电平的控制、干扰信号的抑制、信号频谱分量的控制、信号的编码及混合等。

（四）技术要求

对有线电视前端设备机房来说，其一般位于建筑物顶层，以利于卫星电视信号的传输，因此做好机房设备的接地、隔离屏蔽等防护措施是非常重要的一项工作。

在机房布置上要将强电设备与弱电设备隔离放置，信号线与电源线要有各自的走线槽，不要在同一个走线槽中共行，避免耦合干扰。信号线与设备之间的连接距离越短越好。

做好强电设备的保护接地与保护接零，这是保障人身安全的两种技术措施。

接地是将电路中的接地端与地电位相连接，这项措施能有效地消除干扰。接地电阻越小越好。

屏蔽就是将机房的部分器件或设备用金属套罩起，使其在电气上与外界互不影响。有条件的地方最好在机房建造时就从整体结构上考虑机房的屏蔽问题，这样做效果会更好。

第三章　医院电子病历信息系统

第一节　电子病历系统

　　病历是医护人员对病人病情、诊断、处理方法的记录，是医务人员进行医疗活动的信息传递媒介和执行依据，是临床教学和科研的主要信息源。病历在医疗工作中对医疗、教学和科研水平有重要影响。如何提高病历的记录质量和管理利用水平，是医院管理的一个重要目标。多年来，病历一直是以纸张为介质，完全靠手工记录。尽管飞速发展的计算机信息处理技术不断地应用到医院管理的各个领域，但病历的记录、管理、利用的手工方式并没有发生实质性的变化。在医院信息化的发展进程中，利用计算机和网络技术来改变这一现状，实现病历的电子化，支持医院提高医疗效率、改善医疗质量、降低医疗成本，成为医务工作者和信息技术工作者的共同期待。

一、电子病历的概念

（一）电子病历的提出

1. 医疗工作对信息的需求

　　医疗工作是医院工作的主体，信息在医疗过程中占据重要地位。医生对病人的诊断治疗过程实质上是一个不断获取信息，并利用信息进行决策的过程。医生的问诊过程是为了获取直接信息，申请检验、检查是为了获取间接信息，查阅手册、教科书是为了获取相关知识，然后依据这些信息，运用知识和经验进行判断和处置。可以说，医务人员能否充分、准确、及时地获取信息，直接影响到诊断和治疗的质量。概括起来，医疗工作对病历信息处理的要求有以下几个方面。

　　记录的方便性。为了信息的后续利用，获取的病人信息首先必须记录下来。一些客观的、可由机器设备完成的检查信息，应当能够自动记录下来，比如化验、监护、放射、超声检查等信息。而由人工观察和手工记录的内容，则应当提供尽可能方便的录入手段，在计算机辅助下由人工记录。这些自动和半自动化的记录手段大大简化了传统的纸张病历的记录方式。

信息的及时性。信息的及时获得对医疗工作极为重要。信息的及时性有几方面的含义：首先是信息发生后能及时传递给医务人员。如化验结果一出来，就能够通过网络实时地传递给医生而无需等待纸张的传递。其次是信息在需要时随时随地可以获得。只要在有计算机联网的地方，就可以调阅所有相关的病人资料，不需要去查找病人病历，不会出现病历资料被别人借走、丢失的情况。

信息表现的多样性。传统的纸张病历，或者以信息的类别，或者以时间顺序划分记录，病人信息的阅读利用方式完全取决于病历的记录排列方式。比如，病人的一次住院病案按病案首页、病程记录、化验单、医嘱单的顺序排列。而医疗工作需要了解信息的方式是多种多样的。如了解某一化验项目随时间的变化情况或者某一化验结果与某一用药量的关系，了解某一时间病情与各种治疗措施的对照，等等。医务人员期望计算机能够在一次性采集的病人原始信息的基础上，根据用户的不同需要，以最恰当的方式来展现病人信息。

2. 社会发展对信息的要求

社会环境的发展变化，对病历电子化也提出了迫切要求。

首先，日益增长的个人保健需求和层次化社会保健体系的建立对病历信息的共享要求更加迫切。人们不仅患病才上医院，健康状态下也定期体检，接受健康教育和固定的保健服务。以医疗资源合理利用为目标的社区医疗—医院—专科中心模式的就医体系将越来越普遍，病人要根据病情选择不同层次的医疗机构就诊。人们希望建立自己的个人健康档案，医疗机构之间对病历信息的共享要求迫切。例如英国政府实施的保健体系，每个公民都有自己的通科医生（GP），由其提供初级的医疗服务并对个人健康负责，需要时才将病人转入医院治疗，病人出院后仍转由通科医生负责。美国的商业医疗保险制度下的初级医疗保健体系履行类似的职责。这样的保健体系对病人信息有高度共享的要求，只有病历信息的电子化才能满足这一需求。

其次，像医疗保险这样的第三方付费制度的发展，也要求实现病历信息的电子化。一方面，付费方（保险公司）需要对病人的治疗方案进行审核控制，医院对实施的医疗项目和费用需要申报，这些过程逐步过渡为电子化方式进行。另一方面，第三方付费制度对医疗机构的成本控制提出了更高要求。传统的纸张病历不能够对医生的医疗行为进行有效的提示（比如对用药范围）和控制，只有依靠电子化的病历系统才能够在医生发出处置指令的同时，进行审查和主动提示。

3. 医院信息化由以业务为中心发展到以人为中心

医院信息系统的建设是随着医院内部诸多业务过程的信息化而逐步发展的，如收费业务管理、药房业务管理、医嘱处理过程的计算机管理。医院信息系统发展的前期是以业务为中心的。随着医学科技的进步，越来越多的医疗设备本身就是数字化的信息系统，如监护设备、检验设备。而随着临床信息系统的发展，越来越多的临床业务实现了计算机管理，如检验信息系统、放射信息系统、护理信息系统。这些临床业务信息系统是站在各自不同的业务的角度纵向看待病人信息的。但医疗工作本身对病人信息的需求是从单个病人的信息整体出发的，对病人信息的需求是全方位的、是以人为中心的。随着临床信息系统对病人信息覆盖范围的扩大，信息管理需求很自然地由以业务为中心发展到以病人整体为中心。病历作为病人信息的载体，实现以病人为中心的信息化管理，就是要实现病历的电子化。

上述因素的共同作用，促使了电子病历概念的诞生，以及与之相关的研究开发工作的开展，并使其成为医院信息化发展中的热点。

（二）电子病历的定义与内涵

1. 电子病历的定义

国外称呼电子病历的名词中，有电子病历（EMR）、电子病历记录（EPR）、计算机化的病人记录（CPR）、电子健康记录（EHR）等等。每种不同的称谓实质上强调了不同的含义。虽然我们在中文中都将其统称为电子病历，但事实上对其有不同的理解：有把医生用计算机记录的病案称为电子病历的，有把医院与病人信息所有相关业务的计算机化称为电子病历的，也有把纸张病案的计算机扫描存储称为电子病历的，等等。

对电子病历的不同称谓，反映了人们对电子病历概念的不同理解，也反映了人们对电子病历的内容及功能还缺乏非常清晰的界定。这并不奇怪，因为对电子病历的内容和所具备的功能尚处在探索的过程中，而技术的进步又使得人们对电子病历可具有的功能期望在不断提高，人们只能从方向上、轮廓上探讨电子病历的范围，而不能从具体的功能上对电子病历进行锁定。

提到对电子病历认识的发展，一定要提到美国医药研究所所做出的贡献。他们先后两次开展了电子病历进展状况研究，并出版了电子病历研究进展报告，对电子病历的概念、意义、进展及存在的困难进行了综述。报告中把电子病历称为Computer-Based Patient Record。他们不仅对电子病历的发展进行了比较系统的研究，而且组织了一个专门的电子病历研究机构——电子病历研究所，他们认为：电子病历是以电子化方式管理的有关个人终生健康状态和医疗保健行为的信息。它可在医疗中作为主要的信息源取代纸张病历，提供超越纸张病历的服务，满足医疗、法律和管理需求。

电子病历依靠电子病历系统（EMRS）提供服务。电子病历系统是由支持病历信息的采集、存储、处理、传递、保密和表现服务的所有元素构成的系统。

对电子病历的研究与开发实际上集中在电子病历系统上。

2. 电子病历的内涵

在上述电子病历的定义中,强调了电子病历的信息内容和功能两方面的特征。从包含的信息内容上,定义又分别从时间跨度和内容两方面进行了强调。从时间跨度上,要求电子病历覆盖个人从出生到死亡的整个生命周期;从内容上,强调了健康信息。电子病历不仅包含传统意义上的发病的诊断治疗记录,包含文字、图形、影像等各种类型的病历记录,而且包含出生、免疫接种、查体记录等健康信息。按这一定义,电子病历实质上是个人终生的健康记录。它突破了传统的病历所记录的内容,也因此突破了一个医疗机构的范围而扩展到家庭、社区甚至整个社会。

电子病历的定义从电子病历系统的功能上强调了电子病历超越纸张病历的服务。采集功能包括了各种来源数据的手工录入和自动化采集;存储功能则要提供永久、持续的病人信息存储及备份;加工处理功能则面向病人医疗提供原始信息的各种处理,面向其他用途提供统计分析;传递功能指集成分散的病人信息所需的传递和其他共享要求的病人信息传递;保密功能提供病人信息不被未授权者使用的保护服务;展现功能指根据使用者需要以其更适合的形式来展现病人信息的服务。从这些功能可以看出,纸张只是一种被动的记录介质,它不能提供任何主动的服务功能。而电子病历采用计算机手段,可以采集、加工和集成更多的信息,并可以与各种相关知识库系统集成。它不仅可以记录,更可以提供主动的、智能化的服务,这才是电子病历的真正意义所在。

(三)电子病历的发展

1. 电子病历的难点

电子病历的定义为电子病历设立了一个非常高的标准,它是电子病历的最终目标。然而要完全达到这一目标,有非常大的难度。

第一,病人信息来源多、内容复杂,以病人为中心的信息集成难度较大。就医院内部来讲,病人信息涉及所有临床和辅诊环节,涉及多种不同的医疗设备和信息系统,涉及文字、图形、影像等多类不同的信息。就更大范围的个人健康记录的集成而言,病人信息涉及不同的医疗机构,甚至病人家庭、单位,难度非同一般。

第二,病人信息的结构化难度较大。电子病历系统对病人信息的处理功能取决于信息的结构化程度。服务功能越深入,要求的信息的结构化程度越高。而病历除了部分内容适宜于结构化处理以外(如病案首页、医嘱等),还有大量的内容是描述性内容。将这部分内容结构化涉及医疗术语的标准化,涉及表达的自由充分性,涉及不同的专科和不同的疾病，难度也很大。

第三，电子病历的智能化服务功能难度较大。电子病历的优越性在于其服务功能，但智能化服务功能取决于各类知识库的应用，各类知识的总结，如药品知识库、检验知识库、各类临床方案指导，工作量和难度都很大。如何将这些知识库应用到临床过程中也面临很大困难。

第四，电子病历的安全性问题难度较大。电子病历的安全性涉及病人信息的保密、病历的完整性、使用者的授权与认证等多个方面，而对病历的保密性需求还没有一个统一的认识。正因为这些困难的存在，才激发了更多人将研究热情投入电子病历领域中来。

2. 中国电子病历发展历程

近年来，我国医院信息化建设健康发展，取得了可喜的进展，特别是 HIS 的应用已基本普及，医院逐步形成了以医院管理信息系统（HMIS）、CIS 和医院服务信息系统（HSIS）三大系统构成的综合信息管理平台，在医院的管理和运营服务中发挥了非常重要的作用。其中，以患者为中心的临床信息管理（电子病历）工作日趋成熟，当前，以电子病历系列标准的颁布为标志，电子病历的发展正式步入了系统化、规范化的高速发展阶段。

3. 电子病历的发展阶段

我们离完善的个人健康记录的目标显然还有较大距离。电子病历的发展过程是对病人信息或健康信息不断覆盖的过程，是电子病历系统功能不断增强的过程。我们可以把电子病历的发展过程划分为几个阶段。

从电子病历包含的信息内容上可以将其划分为三个阶段。

第一阶段是电子病案阶段。这一阶段的主要目标是围绕病人信息处理的业务环节的信息化。它的基本特征是病人在院就诊期间的信息处理都已计算机化。医务人员可以通过计算机系统来记录和使用病人信息。

第二阶段是电子病历阶段。这一阶段的主要目标是实现以病人为中心的信息集成和存储管理。它的基本特征是与病人信息有关的信息系统各个部分集成到一起，病人历次的就诊和住院信息集成到一起，并且实现了病历信息的长期保存和随时访问。医务人员可以通过计算机系统以统一的视图随时访问病历信息。

第三阶段是个人健康记录阶段。这一阶段的主要目标是实现分布在不同地方的病人病历和健康信息的集成。它的基本特征是区域医疗机构之间可以共享病人信息。医务人员在任何一个医疗机构都可以访问到病人的整体信息。

从电子病历系统所提供的服务功能上可以将其划分为两个层次。

第一层次是事务处理层次。这一层次的主要目标是利用计算机取代手工完成医疗文书的记录和处理工作。计算机起到取代纸和笔的作用。

第二层次是智能化服务层次。这一层次的主要目标是发挥计算机的主动服务优势，对医疗工作本身提供主动化、智能化的服务。这一阶段的特征是各种知识库、临床指南的建立和应用。

当然，电子病历的发展并不是严格按照阶段来划分的，阶段和层次之间可能有交替。比如，在未完全实现电子病历第二阶段的目标的情况下，已经实现了检查检验结果的院际共享；部分信息仍为手工处理的情况下部分系统已经应用知识库系统。就目前电子病历的发展状况而言，在病人信息的内容上，基本上处于第二发展阶段。而在国内，绝大多数医院仍处于第一发展阶段，即实现临床信息系统、实现病人信息的计算机管理。而在系统服务功能方面，主要集中在第二层次，即智能化服务功能的研究上。

（四）电子病历的主要分类

电子病历按照患者在医院就医的部门不同可以划分为门（急）诊电子病历和住院电子病历；按临床诊疗方式（医学体系）的不同，又可划分为西医电子病历和中医电子病历。

门（急）诊电子病历：是医院门（急）诊部的医生在其计算机工作站上，应用电子病历系统的信息采集、数据整合和编辑生成的就诊患者的数字化诊疗记录（电子病历），是患者复诊和医师随访的重要依据。门（急）诊电子病历内容应包含门（急）诊就诊的全部内容，包括病程记录、化验及检查等。此类病历主要是为了满足门（急）诊需要，并执行国家卫生健康委员会关于电子病历的相关标准和技术规范。

住院电子病历：是医院住院病房的医生在其计算机工作站上，应用电子病历系统的信息采集、数据整合和编辑生成的住院患者的数字化诊疗记录（电子病历）。住院电子病历遵照和执行国家卫生健康委员会关于电子病历的相关标准和技术规范。主要内容包括：病历首页、入院记录、病程记录、化验和检查资料等。方便医生调用，用于临床医疗决策及质量管理、医疗效果的评估等。

西医电子病历：是以西医学的理论为指导，采用西医治疗方法和手段对患者实施临床诊疗过程的医疗记录（西医电子病历），这一类还可细分为西医门（急）诊电子病历和西医住院电子病历两个类别。

中医电子病历：是以中医学的理论为指导，主要采用中医治疗方法和手段，由临床中医医务人员对病患实施临床诊疗过程的医疗记录（中医电子病历），这一类还可细分为中医门（急）诊电子病历和中医住院电子病历两个类别。值得指出的是，根据国家对中医院的管理要求，中医临床的诊疗采取中西两法，所以中医电子病历是基于西医电子病历，又体现中医特色，满足中医诊疗要求的电子病历。

二、电子病历系统的功能及应用意义

电子病历与纸张病历相比的优势在于其可以提供的服务功能，表现在病人信息从采集到加工、利用的各个环节。这些功能通过与医院信息系统密不可分的电子病历系统的各个组成部分实现。以下重点阐述电子病历系统的服务功能，集中在病历信息的采集、存储、展现、处理功能方面。

（一）病历信息的采集

病人信息发生在医疗过程的问诊、检查、诊断、治疗等各个业务环节，对这些信息的采集要尽可能做到在发生现场实时进行。这需要医务人员在工作的过程中将获得的信息，如问诊记录、病程记录、医嘱、检查报告、生命体征观察记录等，及时记录到计算机中。病历内容的记录可分为两类：一类是由病人主诉或由医务人员观察得到的需要手工记录的信息；另一类是由各种医疗设备，如 CT、MRI、超声、监护设备等产生的检查信息。设备产生的信息是病历的重要组成部分，也要将其输入电子病历系统中。

1. 手工记录

由纸加笔的记录方式到计算机录入方式，对医务人员的记录习惯是个很大的挑战。更困难的是，许多情况下，记录发生在面对病人诊断治疗的过程中。记录习惯的改变会直接影响到医疗过程，从而阻碍医务人员的接受。因此，医务人员直接录入病人信息一直是病历电子化推进过程中最困难的问题。这就要求计算机录入方式要尽可能简单，符合医务人员的工作和思考习惯，在手工记录方面，为了简化录入工作，常采用词库、模板、相互关联、表格化界面、智能化导向等手段。

除了手工键盘录入，语音方式输入也是一种有效的记录手段。医技科室医生记录检查报告可以直接采用录音方式。国外一些医院采用传统的医生录音，护士或秘书打字的记录方式，这种记录方式容易为用户所接受。对于语音可以采用两种方式来处理：一种是以数字化语音方式记录并保存，访问时直接还原语音；另一种是通过语音识别，将语音转换为文字信息保存。另外，扫描输入也是一种辅助输入手段。特别是对于病人携带的纸张病历资料，可以采用直接扫描进入病历系统的方法，以保持病历资料的完整。

2. 联机采集

在检查设备产生的信息记录方面，可以采用接口的方式将这些设备与信息系统直接连接，并将其生成的信息记录到病人病历中。这种方式可以极大地提高工作效率、保证信息的原始性、提高信息的质量。一些新的检查设备产生的信息，如监护记录、内窥镜动态视频图像等内容进入病历，也是对传统的纸张病历内容的丰富。越来越多的设备提供了数字化的接口，为信息系统的连接提供了方便。但同时由于医疗设备种类越来越多，接口的研制也面临着巨大压力，这需要依靠接口标准化来解决。

（二）病历信息的存储

纸张方式下医院都有病案库、X 线片库等专门的机构来负责病历资料的归档和管理。大型医院的病历资料库往往要占据较大的空间，病历资料不断增长的存储空间成为令人头痛的问题。病人资料往往不能做到集中存放与管理，如病人的 X 线片、CT 片、病理切片、纸质病案等需要分别管理，使用起来非常不便。

电子病历的存储服务必须起到病案库的作用。具体地讲，它应能提供如下服务。

病历信息必须能长期或永久保存（至少在一个人的生命周期内），这就要求存储容量足够大。一个病人的信息，包括结构化文本、自由文本、图像甚至是动态图像，其占用空间可能需要几兆字节、几千兆字节。对于一个大型医院，长期保存这些信息必须建立一个海量的存储体系来对其加以管理。

存储体系要保证病历信息的访问性能。因为病人随时可能再次来就诊，其历史记录必须能够随时获得。这就要求病历信息或者时刻处于联机状态，或者能很快由脱机自动转为联机状态。

病历信息是累积式增加的，如同手工归档系统一样，存储系统应能够将新增的信息归并到历史信息中，实现病历的动态维护。

电子病历的存储系统提供完善的备份和恢复机制。为了确保病历信息不丢失，备份和恢复机制能做到出现故障后，将数据恢复到故障断点时的状态。

（三）病历信息的展现

传统的纸张病历，其记录和内容排列方式一般是按就诊时间—信息类别—时间发展这样的顺序排列的。如：某次住院记录包含医嘱、病程记录、检验结果等内容，检验单又按时间顺序排列。病历内容的记录和排列方式决定了病历的阅读和使用方式。而电子病历在一次性输入病人信息的基础上，可以根据使用的需要，按多种方式来展现这些信息。以图表化方式展现病情的发展和对应的诊疗过程是比较直观的形式。将主要的医疗事件，如用药、检查和病情变化以时间为顺序展现到一张表格上，可以清楚地再现出病人的整个治疗过程。将"面向问题"病案的思想引入信息展现中，可以围绕病人的某一症状展现与之相关的诊疗活动和该症状的变化情况。这种方式在监护系统中得到广泛应用，可以抽取病历中感兴趣的内容独立地加以展示，如对某一化验项目的历次结果感兴趣，可以指定该项目，由电子病历系统列出不同时间的结果值。

可以以图形化的方式展现数据。如对病人体温、脉搏变化以图形曲线来表示；再比如，对化疗病人的实验室检查指标用图形方式展现，可以直观地反映出指标值的变化与化疗药物剂量的关系。

对于影像数据，计算机系统可以运用放大、伪彩色、灰度变换等处理手段对感兴趣的区域进行增强处理，以帮助用户判读。

（四）病历信息的处理

病历信息的处理可以分为以病人个体医疗为目的的个体病历信息处理和以科研、管理为目的的病历信息的统计分析处理两方面。

在辅助医疗方面，从根据医嘱生成各种执行单这样最简单的信息处理，到将各种知识库应用于病人的医疗过程这样的智能化处理，对病历信息的充分利用有很大的潜力。如：基于药品知识库和病人个体信息，在医生下达用药医嘱过程中，对用药的合理性进行审查；又如：在病人医疗过程中应用临床路径管理，根据病人诊断及病情，选择临床路径，并按照路径安排医疗过程。

病历的原始信息是丰富的数据源，在其基础上可以进行广泛的流行病学调查，可以进行药物使用的统计分析、疗效的评价，可以分析疾病的相关因素，可以对医疗成本进行分析等等。充分利用病历信息进行各种统计处理，对于医疗质量的提高，对于社会医疗保障水平的提高都具有重要价值。

（五）发展电子病历的意义

1. 电子病历的应用可以提高医疗工作效率

电子病历系统改变了医生护士的医疗文书记录方式。医生可以直接在计算机上通过适当的编辑软件来书写病历。通过建立典型病历模板、输入词库、方便的编辑功能，可以提高输入的速度，更不存在字迹潦草的问题。医生直接在计算机上下达医嘱，护士直接通过计算机处理医嘱、生成各种执行单和医嘱单，避免了转抄工作，也避免了一些转抄错误。而检查、检验、观察结果的自动化采集，更是直接简化了记录过程。

电子病历系统可以加快信息传递。医院内部各部门之间依靠信息的传递来协同工作，如医生与护士之间的医嘱传递、病房与药局之间的用药申请传递、病房与医技部门之间的申请传递和结果回报等。传统模式下，这些信息用人工以纸张方式传递，不及时且不可靠。电子病历的实现变"人跑"为"电跑"，及时可靠。

电子病历使得病人信息随时随地可得，传统病历同时只能一个人在一个地点使用。如我们常听到麻醉医生抱怨，到病房查看第二天手术病人的病历，但因病历在别的医生手上而无法及时看到。电子病历使得医生不仅可以在病房、家里，甚至可以在医院外的任何地方，通过网络访问病人信息。病人信息可以同时为多人使用，互不影响。

2. 电子病历的应用可以提高医疗工作质量

电子病历系统可以以更全面、更有效的方式为医生提供病人信息，帮助医生正确决策。通过电子病历系统，临床医生可以随时随地了解病人既往病史、各种健康状态、各种检查结果（包括图像）。这些信息可以以各种更有效的形式提供，如：对多次化验项目的结果进行图形化显示、对医学图像进行增强处理。医技科室的医生在检查过程中，不同检查之间可以相互参照，如做 CT 检查时参考超声报告，以利于提高检查质量。

电子病历系统可以为医生提供同类疾病的治疗方案。医生可以通过电子病历系统，查找同类疾病的其他病人的病历，查看以往的治疗方案及疗效。也可以将不同疾病的治疗方案建成一个知识库，将疾病和症状等条件选择出来，供医生参考。固定的医疗方案也可以用于指导医生的每一个诊治步骤，这些功能有助于规范医疗行为。

电子病历系统可以对医生不合理的医疗行为进行警告，对药品之间的相互作用、用药对检验之间的干扰等不符合医疗常规的行为提出警告，避免出现医疗差错。电子病历系统可以提供各种联机专业数据库，如药品数据库等，供医生查询。

3. 电子病历的应用可以改进医院管理

电子病历的应用为实施环节质量控制提供了支持。传统的医疗管理主要是终末式管理，各种医疗指标在病人就诊、住院完成后统计出来，再反馈回医疗过程管理，如三日确诊率、平均住院日等。这样的管理滞后于医疗过程，并且数据不够准确。实现电子病历系统，各种原始数据可以在医疗过程中及时地采集，形成管理指标并及时反馈，达到环节控制的目标。如根据电子病历中病人的诊断时间判断病人入院后两日内是否确诊，规定的时间内病人是否实施手术等，对这些事件可以实时监控并做出处理。再比如，对感染的控制，根据病人的体征及使用抗生素情况，自动判断是否发生了感染，以便于及时处理。

电子病历的应用为控制医疗成本提供了手段。医疗费用的多少，相当大程度上取决于医生，取决于对医疗过程的控制。通过电子病历系统可以建立各种疾病的典型医疗计划，如什么时间完成什么工作、进行哪些检查。从病人入院开始，严格按计划提示医生进行医疗活动。在医生工作站中，可以围绕降低费用提供智能服务，如合理用药咨询、医疗方案咨询等。可以建立医生评价系统，对医生个人的医疗质量及治疗病人的费用消耗进行考评，个人与标准、个人与个人进行对比。结合管理措施，对考评结果进行反馈，从根本上建立医疗成本控制系统。

4. 电子病历为病人信息的异地共享提供了方便

远程医疗是以病人信息的异地共享为基础的。目前远程医疗的模式基本上都是在会诊之前将病人的病历资料准备好（往往是录入或扫描成计算机文件），以电子化方式传到对方地点。会诊方在研究这些资料的过程中，也许需要发起方提供其他资料，需要一些反复，最后将结果反馈回去。有了电子病历系统的支持，这些资料不再需要额外的准备，而可以由会诊方主动通过网络从病人所在地读取病历信息，会诊工作随时可以进行。这是一种在电子病历系统支持下的新的会诊工作模式。

当病人转诊时，电子病历可以随病人转入新就诊医院的电子病历系统中。如果需要，也可以通过移动介质自由携带。

5. 电子病历为宏观医疗管理提供了基础信息源

电子病历也为国家医疗宏观管理提供了丰富的数据资源。与原始病历相对应，通用公共无线接口（CPRI）联盟称其为第二病历。这是一个巨大的数据仓库，政府管理部门可以根据需要，从中提取数据进行统计分析，如：疾病的区域分布，各种疾病的治疗情况、用药统计、医疗费用统计等。根据这些统计，可以制定宏观管理政策，合理安排卫生资源。

另外，医疗保险政策的制定，如保险费率、各病种的医疗费用及补偿标准，都依赖于对大量病例的统计分析，电子病历无疑提供了极大的方便。我国的医疗保险正处于大发展的初期，对电子病历的需求会越来越强。

三、电子病历相关技术规范简介

电子病历建设和发展要遵循中华人民共和国卫生部（现国家卫生健康委员会）和国家中医药管理局颁布的《电子病历基本架构与数据标准（试行）》以及相关的医学信息标准，如 IHE 集成规则、DICOM 标准等。

1.《电子病历基本架构与数据标准（试行）》简介

此标准主要包括电子病历基本内容架构、临床文档数据组与数据源标准、临床文档基础模板数据集标准等三个部分。

电子病历基本内容架构指出电子病历主要包括病历概要、门（急）诊病历记录、住院病历记录、健康体检记录、转诊（院）记录、法定医学证明及报告、医疗机构信息等部分。

电子病历临床文档数据组与数据源标准，旨在统一和规范电子病历临床文档结构化描述内容，指导电子病历数据库及相关电子病历信息系统的开发设计，支持电子病历与相关卫生服务活动以及其他信息资源库相互间的数据交换与共享；同时为相关卫生服务活动的信息管理规范化与标准化提供依据，为构建整体的卫生信息模型和国家卫生数据字典提供基础信息资源。

电子病历临床文档基础模板数据集标准，旨在为医疗服务活动提供一套完整的术语规范、定义明确、语义语境无歧义的基本数据集标准，从而规范病历记录内容，实现病历信息在收集、存储、发布和交换等应用中的一致性和可比性，保证病历信息的有效交换、统计和共享。主要包括：病历概要数据集、门（急）诊病历数据集、门（急）诊处方数据集、检查检验记录数据集、一般治疗处置记录数据集、助产记录数据集、护理操作记录数据集、护理评估与计划数据集、知情告知信息数据集、住院病案首页数据集、中医住院病案首页数据集、住院志数据集、住院病程记录数据集、住院医嘱数据集、出院记录数据集、转诊（院）记录数据集、医疗机构信息数据集。

2.SNOMED CT 简介

SNOMED CT 是由美国病理学会制定，用于描述病理检查结果的医学系统化术语，是目前国际上使用最为广泛的大规模标准化医用术语，它具有多轴编码结构，比《国际疾病分类》第十次修订本（ICD-10）代码具有更大的临床特性，对临床具有极为重要的意义。更重要的是，由于这些术语代码拥有医学知识表达的许多特征，又具有开放式的数据结构，还可以灵活地进行搭配、组装，以表达更为复杂的概念和关系，乃至合成新的术语，所以它将适用于电子病历，并支持专家系统。标准化、规范化地应用医学术语将有利于医学信息共享和提高医疗质量。

目前，SNOMED CT 已在 40 多个国家得到应用，其在整个电子病历的索引中表现出的卓越的全面性、多样性及术语学的可控性广为公认。

3.DICOM 标准简介

DICOM 是美国放射学会（ACR）和美国电器制造商协会（NEMA）组织制定的，专门用于医学图像的存储和传输的标准。经过 10 多年的发展，该标准已经被医疗设备生产厂商和医疗界广泛接受，在医疗仪器中得到普及和应用，带有 DICOM 接口的 CT、MRI、心血管造影和超声成像设备大量出现在医疗信息系统数字网络化中。

DICOM 是随着图像化、计算机化的医疗设备的普及和医院管理信息系统，特别是 PACS 和远程医疗系统的发展应运而生的。当 CT 和 MRI 等设备生成高质量的形象直观的图像，在医疗诊断中广泛使用时，由于不同的生产厂商、不同型号的设备产生的图像各自采用了不同的格式，不同的设备之间的信息资源难以互相使用，医院 PACS 系统的实施具有很大的困难。这些问题的解决方法就是采用统一的标准。为此，美国放射学会和美国电器制造商协会成立了专门委员会，制定用于医学图像存储和通信的标准，提供与制造商无关的数字图像及其相关的通信和存储功能的统一格式，以促进 PACS 的发展，并提供广泛的分布式的诊断和查询功能，就是 ACR-NEMA 1.0 版本的推出，随后增加了新的数据元素并对部分内容进行修改，形成 2.0 版本。由于认识到标准对网络支持的不足和标准本身存在的结构性问题，ACR-NEMA 结合当时的技术条件和方法对标准做了彻底的修改，正式公布了新的版本命名为 DICOM 3.0。与原版本相比，3.0 版本采用了面向对象的分析方法，定义了医学图像在存储和通信过程中的各种实体和关系，提供了对国际标准化组织 – 开放系统互联（ISO-OSI）和传输控制协议 / 互联网协议（TCP/IP）的支持，这使得其在医学图像应用层上可以与其他通信协议直接通信而不需要重新编写程序。考虑到技术的发展，标准采用了部分的文档结构，对可能变化或扩充的部分以附录的形式提供，这样标准在更新时涉及面可以尽量小。

4.HL7 标准简介

HL7 组织成立于 1987 年，它的主要任务是发展和整合各型医疗信息系统间的交换标准。作为一个获得美国国家标准机构（ANSI）认可并拥有标准制定组织（SDOs）资格的医疗信息系统之一，HL7 已被全球多个政府机构及大型企业所采用。它致力于发展一套联系独立医疗计算机系统的认可规格，确保医疗卫生系统如医院信息系统、检验系统、配药系统及企业系统等符合既定的标准与条件，使接收或传送一切有关医疗、卫生、财政与行政管理等资料或数据时，可达到及时、流畅、可靠且安全的目的。

HL7 已成为医疗信息交换协议的权威，容许不同系统在交换资料及数据时取得快捷、一致的效果。HL7 的"广泛适应"既有优点也有缺点，不同的厂商以多种方式实现 HL7 标准的"广泛应用"。这样对厂商和用户而言，不同厂商的不同系统对 HL7 有不同的解释，这样系统之间缺乏协调使得 HL7 接口既昂贵又复杂。集成企业医疗（IHE）技术框架详细说明了怎样应用 HL7，减少操作中的可变性。这个功能使厂商和用户能更容易地完成系统的连接和降低成本。

5. 医疗健康信息集成规范介绍

DICOM 和 HL7 作为标准，用于解决沟通的问题，但这样还是不够，这些标准是静态的，只解决了互联性的问题，仍没有解决协同工作互动性的问题，而后者才是医疗信息化发展的必经之路。除了使各个不同厂商的设备互联起来之外，定义清楚的、具有指导意义的、集成的工作流程才能够真正清楚描述用户的需求，指导厂商提供满足用户需求的设备、信息系统和解决方案，这就是医疗健康信息集成规范（IHE）。

IHE 是对现有标准的应用、执行过程及实施方式进行规范、合理的定义，而不是对技术及设备的认证。据此，IHE 应被视为解决医疗信息系统集成的指导性文件，抑或一种协议或共识，使医院在实施信息化环境建设时，对工作流及功能集成目标遵循更为有效的信息共享机制及最大程度地优化工作流程。因为医疗信息系统具有多源性及异构等特点，如何使这些相对独立及多中心运行的系统不形成"信息孤岛"，是医疗信息化发展到目前水平所面临的一个亟待解决的重要课题。自 1999 年至 2003 年，IHE 在 5 年中，已完成并发布了 13 个"IHE 集成模型"，定义了超过 40 个事务处理，这些内容已基本覆盖了放射科信息化环境中 PACS、RIS 工作流常规的执行过程，以及 PACS-RIS 系统间的流程集成与数据通信的主要操作环节。同时也涉及 HIS 管理领域中与影像学检查流程相关的工作流及数据流过程。

IHE 的优越性主要表现在以下几方面。

就实施标准的角度而言：①IHE 使用现有标准（DICOM、HL7），并进一步精确定义这些标准中未定义的内容。②精确定义这些标准如何连接其他协议。③精确定义了使用范围、通用语言、角色和事务。④技术上更精确并便于实施。因此在统一医疗信息化环境方面已见其良好的作用。

就患者角度而言：能得到更快速、有效的诊治；更少的风险；合理的费用支出。

就临床医生而言：能更容易地访问本部门及其他部门患者的信息；减少信息错误的概率；更高的自动化程度。

就医院信息管理部门而言：①可以更少地奔波获得更广泛的、更容易实现的信息的一致性。②更稳定可靠的信息环境。③更多更新现有系统的机会。

四、电子病历建设的基本原则与要求

前期，我国的电子病历主要是各医院依据自身临床业务需求自行设计，缺乏统一的架构和信息标准，不利于区域医疗信息的共享，同时不同医院电子病历实现的功能也不相同，在电子病历的实际应用过程中也存在诸多问题，如病历内容的随意复制粘贴、篡改，电子病历书写流程不规范，制度的不健全，模板的不合理，缺乏功能规范和技术实施方案等，总的来说，各医院电子病历建设发展相对混乱。

随着医药卫生体制改革的推进和医院信息化建设的发展，电子病历的发展得到前所未有的重视，在法规制定方面，我国卫生部门相应出台了《电子病历基本架构与数据标准（试行）》《基于健康档案的区域卫生信息平台建设技术解决方案（试行）》《电子病历系统功能规范（试行）》和《基于电子病历的医院信息平台建设技术解决方案（1.0 版）》，对电子病历数据标准、信息架构、功能规范和电子病历管理等方面做出统一规定，并明确了建设原则与基本要求，使电子病历建设和发展有章可循。

1.电子病历建设的基本原则

（1）整体设计，统筹安排

现在医院各系统之间缺乏信息交换，"信息孤岛"现象严重。在开展电子病历试点工作时，要做好顶层设计，统筹规划、整体推进，避免重复建设，避免资源浪费。

（2）与医疗工作相结合

建立电子病历，主要是通过现代化手段提高服务效率，改善医疗服务，保障医疗质量安全，减轻医务人员负担。服务于临床，让患者受益。

（3）保证信息安全

随着社会经济的发展，群众保护自身隐私、权益的意识明显增强。电子病历中保存了患者姓名、住址和联系方式，以及其他的重要医疗信息，如果安全措施不到位，患者隐私权就会受到侵犯。

（4）加大政府投入

从长远来看，着眼于可持续发展，应该从政府的层面不断加大中央和地方的财政投入，推进医疗卫生信息化建设。从医院层面为电子病历的信息化建设做出与医改和公立医院改革同步的安排和考虑，这是一个长期行为。

2.电子病历建设的要求

各地区应按照深化医疗卫生体制改革和公立医院改革工作要求，结合本地和医院的实际情况，抓好电子病历试点工作，积极推进这项工作，抓住医改的有利时机和机遇，争取财政支持。

（1）统一思想，高度重视

加强推进，落实责任，试点地区和医院要按照试点工作方案要求，明确试点工作的基本任务和目标，加强领导，精心周密部署，合理安排进度，认真组织落实。加强对试点医院的指导，定期对试点医院工作开展情况进行评估，做到责任到人，指标到人。

（2）试点先行，点面结合

各试点医院要建立和完善基于电子病历系统的医疗质量、医疗安全管理模式，提高信息化管理水平。试点城市要加强区域内医院信息化建设，逐步建立安全、共享的电子病历信息管理系统。试点先行，以点带面，部试点与省试点相结合，推进国家医药卫生系统信息化建设。

（3）总结经验，勇于创新

虽然我国许多大医院在十几年前甚至是二十年前就已经开始进行信息化建设，各大公司的各种软件在医院都有不同的应用，但是在新的医药卫生改革和公立医院改革的总体要求下，我们要开启一个新阶段，加强以电子病历为核心的医院信息化建设。既要扎实推进，又要不断创新；既要总结经验，又要不断交流学习。善于发现工作中的问题，及时研究解决，及时总结试点工作中的好经验、好做法、好典型。在实践中不断总结，不断推进。为今后我国建立以电子病历为核心的医院信息系统的应用和管理的长效机制，积累宝贵经验，打好坚实基础。

五、电子病历相关新技术和新热点

随着电子病历的深入发展，多项 IT 新技术被应用于其中。首先是无线网络技术在病历信息采集中的应用，医生查房和护士执行医嘱将以移动技术为支撑，实现临床数据的现场无线移动方式的采集。伴随着无线宽带网络部署到每个病区，医生推着无线查房车到患者病床查房，护士手持掌上电脑（PDA）到患者床边，应用电子标签、射频识别（RFID）技术，获取患者的腕带和药品的条形码信息，并按照 PDA 上的医嘱进行核对和执行；手术过程中，医务人员可应用 RFID 技术对手术器械、用具进行追踪管理，以确保手术安全；门（急）诊输液室可应用 RFID 技术为患者提供呼叫服务；产科病房通过 RFID 腕带系统进行婴儿防盗监管；设备处通过 RFID 实现全院医疗设备的地理系统追踪管理。

同时数字签名与认证服务技术也将促进电子病历的应用与发展。没有电子认证（CA 认证），用户的合法性无法保证；没有数字签名，保护电子病历没有任何法律依据。在电子病历的使用过程中，要采取全程追踪的方式和最新的数据库审核技术，对所有的涉库行为进行监控。因此，单点登录集中权限管理，CA认证和电子密钥技术以及数据库审计技术，病历数据资料的备份、复制、下载和传送安全技术规范和管理规章制度等是今后电子病历的重要安全保障，均应予以高度重视和关注。

在电子病历实施后，要实现患者信息的二次利用，对临床数据进行挖掘成为一大趋势。要以基于电子病历的医院信息平台为依托，通过对以临床诊疗数据为基源的数据仓库的挖掘，来开展高质量和高水平的临床科学研究；同时要在该平台下实现医院数据的区域共享与交换。如何进行交换，以及电子病历数据如何符合DICOM 3.0、HL7和IHE标准等都将是今后我国电子病历发展的热点问题。

第二节　基于电子病历的医院信息系统

一、医院信息系统基本概念

美国医院信息系统领域著名专家Morris Collen于1988年著文给HIS的定义是：利用电子计算机和通信设备，为医院所属各部门提供患者诊疗信息和行政管理信息的收集、存储、处理、提取和数据交换的能力，并满足所有授权用户的功能需求的信息网络体系。

HIS包括基础设施、应用系统、服务系统等方面。其中，基础设施涵盖网络架构、服务器、存储设备、机房等设施，为应用系统安全、稳定地运行提供支撑；应用系统包括HMIS和CIS；HSIS包括客户管理与窗口服务、信息发布与文化宣传及医疗保险、区域协同等涉外服务。

1. 医院管理信息系统

HMIS支持医院的人员管理、财务管理、物资管理等资源管理，办公自动化管理，决策管理（综合查询与统计分析）等功能。系统建设目的是实现医院管理信息化，提升医院管理质量和决策水平，实现医院资源的合理配置和医院管理的高效率化，从而保证医院获得更好的社会与经济效益。

2. 临床信息系统

CIS以电子病历为核心，支持医院医务人员的临床活动，收集和处理患者的临床医疗信息，丰富和积累临床医学知识，并提供临床咨询、辅助诊疗、辅助临床决策，提高医务人员的工作效率，为患者提供更多、更快、更好的服务。临床信息系统包括门诊管理、住院管理、医技管理、药事管理、健康与疾病管理等功能。

3. 医院服务信息系统

HSIS 通过网站、短信平台、互联网、触摸屏等，对内实现为来院就诊的患者和职工提供管理与服务；对外给社会和行业间提供协同服务。如预约挂号服务、导医服务、窗口服务、客户管理、人文关怀、信息发布、业务论坛、文化宣传、医院网站和医疗保险服务、区域协同服务等。

近年来，HSIS 的建设受到重视，特别是一些信息化建设的先进单位，已经将该系统的建设作为提升医院服务质量和创建医院品牌、扩大医院社会影响的抓手，其系统功能不断完善，形成了医院信息系统建设的新领域和新亮点。

二、电子病历与医院信息系统

HIS 应用的规模及深度的发展都直接反映在对病历内容的覆盖范围的发展上。因此，可以说病历是 HIS 之本。电子病历标准和技术规范则是 HIS 所必须遵照执行的主要医疗信息标准依据。电子病历将从更深层次上保证 HIS 长期稳定发展。HIS 由以管理信息为主，向以患者信息为中心的方向发展。为临床医疗工作提供更全面的信息功能，如辅助医生的病历书写、面向病案管理的病案电子化存储、各种检查检验申请与结果的传递、病案信息的检索与提取等，对病历电子化提出了应用需求。远程医疗和远程教学的发展，患者信息的传递将直接受惠于电子病历。因此，电子病历也是 HIS 面向临床医疗、教学和科研发展的迫切要求，大力发展电子病历是 HIS 的发展方向和主要任务。

电子病历是产生于 HIS 中的电子病历信息工作平台。电子病历系统不是一个独立于 HIS 的新系统，因为患者信息来源于 HIS 中的各个业务子系统。比如：病案首页来源于住院登记、出入院、转院、病案编目等系统。各个业务系统在完成自身的功能、管理自身业务数据的同时，也在收集着患者信息。因此，脱离了 HIS，也就不存在电子病历。同时，电子病历是医院信息系统的核心，所有的临床信息最终都要反映到患者病历中。病历作为患者临床医疗信息的载体，集中反映了患者的临床诊断治疗过程和结果。因此，可以说数字化病历在医院信息系统建设中处于核心地位。

三、基于电子病历的医院信息平台

基于电子病历的医院信息平台是在 HIS 基础上，搭建的一个医院电子病历专业化工作平台。是以国家电子病历标准体系为依据，以患者电子病历的信息采集、整合、编辑、存储和集中管理为基础，以医生工作站为中心，通过标准接口连接医院 CIS 和 HMIS 的医疗信息共享和业务协同的信息平台，是医院内不同业务系统之间实现资源整合、信息共享和高效运转的基础和载体。

同时，电子病历的标准高度统一，使基于电子病历的医院信息平台，在区域范围内，支持实现以患者为中心的跨机构医疗信息共享和业务合作服务，成为区域卫生协同的技术支撑。为此，国家颁布了《基于电子病历的医院信息平台建设技术解决方案（1.0 版）》，为医院电子病历建设稳步发展确定了方向和提供了具体方案。这也是新形势下的 HIS 升级改造的可行方案，它保证了 HIS 的相对稳定性和资源的充分利用。

第四章　医院病案信息化管理

第一节　病案首页管理信息系统

一、病案首页管理信息系统概述

病案管理是医院管理和医疗质量控制的一项重要基础工作，其宝贵的信息资源也是一个国家福利、行政、人口、医疗、保健等诸多方面制定政策的依据。医院病案管理工作信息化、现代化的实现程度能够从侧面反映医院医疗管理的水平，为促进国家医疗卫生事业的发展发挥重要作用。随着我国医药卫生体制改革的不断深入，医院管理已经发生了深刻的变化，对医院病案管理工作提出了新的更高的要求。

医院病案首页管理信息系统是以实现现代化医院管理为目标，以《卫生健康统计工作管理办法》、全国统一的《病案管理质量控制指标（2021年版）》为标准，并参照《电子病历应用管理规范（试行）》和相关法律法规，设计既符合我国综合性医院需求，又能满足中医医院使用的应用系统，包括出院病人病案首页信息的采集、审核、汇总、分析、报表上报以及病案借阅管理等功能。

二、病案管理业务与首页信息管理工作流程

病案室业务工作主要是病案资料管理，对其病案管理业务与信息管理工作步骤分析如下。

向各业务科室收集病历资料，由病案室派专人每天到医院各个临床科室（病房），将主管医师整理和签署的出院病人的完整住院病历资料收集起来，做集中归档处理。

对收集来的各科病历资料逐份进行完整性和规范化审查验收，验收不合格者由专业人员进行必要的、符合规范的修改和补充，直至合格。

由病案管理人员对审查验收合格的临床病历资料进行分类编目和整理装订，形成规范化病案文件（档案卷宗）后，登记上架，入库（房）管理。

将病案首页资料录入或者导入病案管理信息系统。

对录入病案首页数据进行审校并修正错误数据，生成医院病案首页数据库。

对医院病案首页数据库进行日常运行管理和维护，确保系统正常运行和数据库安全。

开展病案数据汇总和分类统计，产出各种业务报表并及时上报业务工作。

提供病案首页信息的对外服务，如病案借阅管理、信息查询与统计分析等。

三、病案首页管理信息系统功能设计

（一）系统管理

系统管理包括用户单位信息设置、用户操作密码修改、系统数据字典维护、系统功能及用户操作权限设置、数据转存、数据备份恢复、数据的导入导出、操作日志查询等功能。

（二）数据编辑

数据编辑包括病案首页数据录入、维护等功能，主要完成出院病人的基本信息登记工作，为整个病案管理系统提供基础性数据，病案首页格式参考《住院病案首页数据填写质量规范（暂行）》等文件。

（三）病案查询

根据多种查询条件检索及输出病案首页数据，包括病人的基本信息、诊断、手术、费用、病案的流通等信息。

（四）质量统计

根据病案管理及临床工作的需求而产出各种疾病分类统计和医疗质量情况统计报表，包括诊断质量、手术质量、危重病人抢救情况、急危重疑难病人情况、ICD–10疾病分类等。

（五）中医统计

根据中医医院管理特点，产生出各种中医医院特色报表，如《中医病证分类与代码》等。

（六）数据上报

根据国家卫生健康委员会、国家中医药管理局及各级卫生管理部门的规定，上报包括疾病分类报表、部分病种住院费用报表等数据。

（七）病案借阅

办理借阅病案的登记、检索、归还、借阅催还等手续。

四、与其他管理信息系统的数据交互

病案首页管理信息系统可以与医院临床业务管理信息系统、统计信息系统以及财务管理系统等其他医院信息系统实现信息共享,也可以自动从其他系统接收数据,比如从病人身份识别系统接收病人基本信息,从住院医生工作站接受治疗及诊断信息,从财务系统接收费用信息等。这样在减少重复工作的同时,也确保了与全院信息的一致性、准确性和共享性。

第二节 病案信息管理系统

一、病案信息管理系统的建立

病案信息管理系统指运用计算机技术、网络等先进手段开展病案信息化管理,由病案首页管理系统和病案操作流程管理系统组成,是医院管理信息系统的重要组成部分。病案首页管理系统包括病案首页信息的编辑、录入、修改和保存功能。病案操作流程管理系统包括病案回收登记、编码分类、框架质控检查、查询、借阅、归还、续借和复印功能。病案操作流程管理系统实现了病案利用信息化管理,是指运用病案信息管理系统开展在线传送病案信息、统计、查询、借阅、归还、续借、复印管理、检索、下载、打印等服务,改变传统的病案利用工作模式,提供病案网上查询和病案科查阅两种利用模式。医务人员只要通过住院电子病案系统就可以查找到住院患者的资料,而不必到病案科查阅病案,减少了病案管理人员的工作量。除建立病案首页管理系统和病案操作流程管理系统外,提高病案工作效率还需建立一个新的病案资料数据库以存放病案管理信息。

二、病案信息管理系统的完善

为了充分履行病案管理对医院医疗、科研、教学和社会服务的职能,要持续提高病案管理系统各个模块的功能,注重系统的先进性、开放性、适应性、灵活性和兼容性,定期升级"病案管理系统"和完善病案资料数据库。在"病案管理系统"的升级和完善过程中,注重病案管理系统中 ICD 版本的升级和完善。ICD 版本采用国家卫生健康委员会 ICD-11 版本,与医保部门 ICD 疾病诊断和病案管理系统中的 ICD-11 疾病诊断进行匹配对应,实现与医保部门疾病诊断的无缝对接;解决住院电子病案信息系统和病案管理系统内病案首页大部分信息资源共享的重大难题,做好病案首页管理、病案操作流程管理、医院不良事件管理(抢救患者报告、死亡患者报告）、追踪管理（病案利用信息反馈、病案基本信息打印、诊疗组打印）和系统维护等工作；重点抓好病案复印管理系统的建设与实践工作；增加出院转归查询、主要诊断病种查询、手术切口查询、出院患者检索、住院患者检索、在借情况检索和复印情况检索等灵活、新颖的检索工具，为临床、医技、行政人员开展科研、教学、管理等工作提供临床单病种管理、医疗费用评价、疾病诊断相关分组（DRG）检索资料，极大地提高了病案管理人员的工作效率。下面重点介绍病案操作流程管理系统中病案复印管理系统的实施背景、具有的功能和取得的效果。

（一）病案复印管理系统的实施背景

随着国家医疗制度改革、社会保障体系的完善、病案利用相关法律法规的实施以及人们医疗保护意识的增强，病案利用的范围也不断扩大，除为医院临床、医技、管理等科室提供服务外，还为公安部门、检察院、法院、医疗保险机构、疾病预防控制中心、患者及其家属等提供服务。病案利用范围的扩大导致了利用数量的迅速增加。同时，社会对病案利用的要求也在逐步提高，原来在病案使用时只需要查阅、摘抄病案，现在还要复印、复制病案中的相关内容。病案利用范围的拓展、病案利用数量的增加、病案复印要求的提高，大大增加了病案复印管理的工作量和难度，而当前正在使用的"病案管理系统"中的病案利用功能已无法应对这一情况。因此，医院病案科和信息中心在利用现有硬件资源的基础上，联合开发了"病案复印管理系统"。

（二）病案复印管理系统具有的功能

病案复印管理系统独立于病案管理系统运行，具体包括病案复印信息收集和录入、存储和处理、输出、安全和保密四个方面的复印信息化管理功能。

1. 收集和录入功能

病案复印信息采用自动收集和手工收集两种方式进行收集。自动收集和录入指借助"住院电子病案信息系统"和"病案复印管理系统"相关联的功能，自动从"住院电子病案信息系统"中导入"病案复印管理系统"中病案复印部分的信息，包括患者病案号、姓名、诊疗组等病案基本信息，减少病案复印工作人员的重复录入。手工收集和录入指病案复印室人员根据病案复印登记表收集并实时录入病案的复印信息，病案复印信息包括病案复印日期、复印目的、复印内容、复印张数、付款方式及经办人等。

2. 存储和处理功能

病案复印信息存储采用病案复印人员实时保存复印信息和信息中心工作人员定

期备份数据相结合的方式。复印信息处理由信息中心的后台完成，信息中心每天通过计算机对复印信息进行加工、处理，是病案复印管理系统的核心环节。

3. 输出功能

病案复印管理系统具有方便、灵活的查询检索、统计、导出和打印四种输出功能，其中查询检索包括单一查询检索和综合查询检索两种方法。单一查询检索即根据病案复印管理系统设定的患者姓名或住院号查询框查出患者复印信息。综合查询检索又分按条件查询检索和自定义查询检索两种方法。按条件查询检索指用户在病案复印管理系统中选择两个或两个以上内容（如复印科室、目的等）进行查询，检索出符合条件的记录；自定义检索指系统提供模糊或不确定的条件查询检索所需要的记录。病案管理人员根据系统显示的利用需求对复印信息进行筛选后方可导出和打印。另外，该系统还具有统计功能，能自动对复印信息进行汇总并形成月、季、半年、全年工作报表和分析利用情况，及时反馈给院部、行政、临床、医技等科室。

4. 安全和保密功能

病案复印管理系统从用户认证和设置权限两方面来维护系统的安全。其中，用户认证指该系统设定用户登录认证功能，病案管理人员进入系统时需要进行密码校验才能进入自己的使用界面。病案管理人员在登录病案复印管理系统录入或修改病案复印信息时，系统会自动记录录入和修改病案复印信息的用户名，将责任落实到每一位病案复印人员身上。设置权限指病案复印管理系统赋予不同级别的管理人员以不同的管理权限。例如，给予病案复印室人员以普通管理员的身份，具有信息录入、查询、修改、增加等权限；赋予信息处工作人员以超级管理员身份，除具有普通管理员的权限外，还具有用户设置（增加、删除用户，设定用户权限，修改用户资料）、字典设置和数据备份等权限。

（三）病案复印管理系统实施取得的效果

1. 提高了病案复印工作的效率

首先，病案复印管理系统提高了病案复印信息的录入效率。病案复印管理系统与"住院电子病案系统"实现共享，包括患者姓名、诊疗组、住院号等信息，减少了病案工作人员的录入内容，提高了录入速度。同时，此系统设计日期的自动跳出和统一的录入格式避免了病案工作人员错登、漏登、登记不详等情况的出现。其次，病案复印管理系统提高了病案复印信息的检索速度和查准率。以往在检索病案复印信息时，需先查找病案复印手工登记本，然后从病案仓库中找到病案复印证件等资料，缺点是工作量大、速度慢、复印信息查全率和查准率不高。而在实行计算机管理后，只需几分钟就能完成病案复印信息检索，大大提高了查准率、查全率。

2. 增加了病案复印信息的利用

病案复印管理系统的应用有效满足了日益增长的病案复印需求，且大大提高了病案信息利用率。同时，病案工作人员通过对病案复印信息的检索和统计，能够准确、及时、全面地提供病案复印情况简介、病案复印信息统计工作报表等编研材料，并分析、解决病案复印检索中出现的检索重复、检索条目少等问题，显著提高了病案服务质量。

3. 促进了病案复印工作的规范化管理

病案复印管理系统规范了病案复印录入、保存、查询、输出等功能，明确了每个功能的具体操作内容和实施流程，对可以用表格形式开展的病案复印功能（如复印信息录入）设定了统一的格式，为病案复印人员在实际操作中提供了方便，促进了病案复印工作的规范化管理。

4. 加强了病案复印信息跟踪管理

传统的病案复印管理工作只能登记复印病案患者的住院号、姓名、复印内容等简单信息。而病案复印管理系统详细录入保存复印病案的目的、审批人、经办人、复印内容、复印张数等全部信息，全面反映病案复印流程的信息，为医患关系促进部、医务科等医院相关职能科室处理医疗纠纷提供了准确的查询功能，加强了对被复印病案去向的追踪管理。

"病案复印管理系统"的应用使医院病案复印信息化管理迈上了一个新台阶，但在应用过程中还存在检索的细化不够、追踪管理不及时等不足之处，需要以后做进一步改进、完善。

第三节　电子病案系统

电子病案是信息时代和网络技术下产生的新型病案载体。电子病案系统是用信息和网络技术来管理电子病案的应用软件。

一、电子病案管理的特点

电子病案管理是一种新的病案管理模式，它和传统纸质病案管理模式有所区别，具有一定的优点，但也存在不足。

（一）电子病案管理的优点

电子病案管理具有以下优点。首先，回收更高效。病案科由传统上门回收病案的方式改为通过医院办公网在线回收病案，方法更便捷，工作效率更高。其次，保存和归档更及时。电子病案归档采用实时归档和定期归档相结合的方式。实时归档指医务人员在书写运行电子病案时，随时保存和归档书写内容；定期归档指信息中心对电子病案信息处理结束后，病案管理人员定期通过医院办公网接收、存储、备份电子病案信息，编号更准确。在患者住院后，住院收费室通过计算机系统自动为患者生成一个病案号，避免了病案号重复、作废、空缺等情况的发生。

（二）电子病案管理存在的问题

电子病案管理存在以下三个方面的不足。首先，电子病案保存和归档设置不完善。目前没有明确电子病案归档时限、如何保留修改痕迹、信息的加密等。其次，电子病案书写模板的使用导致电子病案的内容千篇一律，甚至部分医务人员责任心不强而出现性别错误、诊断部位左右位置调错等低级错误。最后，电子病案利用不能实现异地共享。目前，每家医院采用的电子病案系统版本不一，格式和内容也大相径庭。电子病案信息资源共享范围仍局限在医院内部，为医院各部门提供服务，尚未实现区域内病案信息资源共享。

（三）加强电子病案管理的对策

目前，医院主要采取以下三方面措施来加强电子病案管理。

首先，建立电子病案管理制度，强化医务人员的法律意识。为了加强电子病案管理，医院成立由分管医疗的副院长任组长，医务处处长、信息中心主任、病案科主任、临床科室科主任和护士长为成员的电子病案管理委员会。根据《中华人民共和国执业医师法》《医疗机构管理条例实施细则》《医疗事故处理条例》《病历书写基本规范》等法律法规，建立电子病案的三级查房制度、疑难病历和死亡病历讨论制度、借阅和归档制度等；督查电子病案管理制度实施；定期抽查电子病案，及时解决电子病案书写错误，提高电子病案书写质量。

组织医务人员参加电子病案安全教育和法律意识教育，强化医务人员电子病案书写的法律意识和举证责任意识。通过 CA 认证（第三方认证）、用户权限设置等信息技术，确保电子病案的真实性、原始性。对于处在纸质病案和电子病案管理共存阶段的医院，为了体现电子病案的法律效力，可以在计算机系统中采用数字签名，在纸质病案签名处进行手工签名并保存。

其次，做好电子病案归档时限确定、修改痕迹的处理等安全管理工作。为了确保电子病案信息安全，明确电子病案归档时限是患者出院后 15 天，在归档时限结束后，电子病案信息自动锁定，同时备份到信息中心的电子病案数据库中，如确需修改电子病案内容，必须取得分管医疗的副院长同意后才能修改，计算机同步保留修改痕迹；病案管理人员做好电子病案信息安全管理工作，专人专管电子病案信息，接收、保存信息的计算机分开管理。

最后，增加智能化服务功能。以《病历书写基本规范》的内容为标准，在电子病案系统中增加智能化服务功能，如设计书写时限的自动提示和书写错误的警示功能，及时提醒医务人员正确书写病案，避免不必要的病案书写错误，提高电子病案的书写质量。

二、电子病案质量管理

为提高电子病案的质量，医院应采取多种措施。电子病案质量管理是随着电子病案而发展起来的，是医院医疗管理的重要内容之一。它在医院管理中发挥了重要作用，但也存在一些问题。

（一）存在的问题

虽然电子病案质量管理已开展多年，并取得了一定的成效，但仍存在许多需要改进的地方，主要包括以下几点。

1. 电子病案质量管理制度尚待完善

电子病案质量管理模式是一种新型的信息管理模式，与纸质病案质量管理模式有一定的区别，具有空间小、存储量大、病案利用便捷、信息资源共享等独特的优点。但是，电子病案质量管理在我国起步较迟，出现电子病案书写质量分级审核、电子病案修改痕迹的保存、电子病案归档和数据备份等一系列问题，因此需要从管理制度方面加以完善和规范。

2. 电子病案法律效力问题

《医疗事故处理条例》提出了"举证责任倒置"的概念，要求在医疗纠纷事件中如涉及疾病的诊治过程，医疗机构必须向法院提供相关的病案内容证明自己"无过错"，因此对病案质量提出了很高的要求。纸质病案具有原始凭证作用，它的法律效力毋庸置疑。而电子病案因为病案信息和载体分开，所以人们对电子病案的全、真、准产生怀疑，法律效力也无法得到认可。

3. 电子病案的书写质量有待提高

电子病案不仅存在病案首页缺项、漏填、诊断不规范、填错、记录内容前后不一致等框架质量方面的书写问题，而且存在入院记录复制首次病程记录、三级查房记录雷同、运行病案中病程记录和手术记录不及时等内涵质量方面的书写问题。究其原因，是部分医务人员质量意识不强、业务素质不高，没有及时审核书写完成后的电子病案，降低了电子病案的质量，易导致医疗纠纷的发生。

（二）采取的对策

1. 完善电子病案质量管理制度

根据《病历书写基本规范》《医疗事故处理条例》《医疗机构病历管理规定（2013年版）》等相关法规、标准，结合医院实际，制定《住院电子病历检查评分标准》《运行电子病案质量检查制度》《运行电子病案质量考核制度》等制度，完善电子病案的三级查房、疑难病历讨论、质量检查和奖惩等制度，明确电子病案病程记录、手术记录和各类知情同意书的书写时限，规范电子病案修改、归档、备份等内容，使各病区在电子病案质量书写中有遵循的依据。同时，医院质控处定期到各病区检查电子病案质量管理制度的落实情况，了解医务人员在实施中存在的问题，及时解决问题，不断提高电子病案质量。

2. 运用先进的软件技术体现电子病案的法律效力

一方面，做好电子病案书写安全工作。通过在电子病案书写系统中增加书写错误的警示功能（如诊断部位左右调错等），各种医疗记录和知情同意书的书写时限、病案归档时限的提醒功能，设置电子病案三级修改权限和保留修改痕迹，增设病案的复制粘贴的数字警示、加密和备份病案数据等各种软件技术，动态监控电子病案书写的各个操作流程，提醒医务人员及时改正错误，保证电子病案信息的全、真、准，确保电子病案的法律效力。

另一方面，数字签名和手工签名并存。在目前病案的电子签名未获得 CA 认证前，为了体现电子病案的法律效力，采取数字签名和手工签名并存的方法，即电子病案和纸质病案一起归档后，医务人员在计算机系统中对电子病案进行数字签名的同时，在纸质病案的签名处进行手工签名确认。

3. 组织培训，加强监管

组织电子病案书写培训：组织新入职医师、实习医师、进修医师参加电子病案书写培训，使其成为新入职医师、实习医师、进修医师岗前培训的必要内容。定期邀请省内外专家来院举办电子病案书写的讲座，帮助医务人员了解电子病案最新的书写内容和要求，从而树立医疗质量的安全意识和责任感。

建立高质量的电子病案模板：各病区制定本科室常见病种的电子病案模板，经过科室医务人员反复讨论、完善，确定入院记录、首次病程、出院记录等最终内容，建立高质量的电子病案模板，并上报质量控制处和信息处，通过质量管理处和信息处审批后，常见病种的电子病案模板才能使用。

建立系统的电子病案质量控制体系：电子病案质量管理工作的重点是运行病案

的质量控制。要改变以往纸质病案重点监管出院病案的质量控制模式,提高病案质量控制的效率。电子病案也应建立三级质量控制管理体系,实行经管医师、病区、医院(质控处、病案科等职能科室)三级质量管理。各病区成立由科主任、诊疗组组长、护士长、护理组组长组成的科室质量控制小组。科主任为本病区质量控制小组组长,负责本科室医疗部分的病案质量;护士长为本病区质量控制小组副组长,负责本科室护理部分的病案质量;各科室的诊疗组组长和护理组组长为本组专职病案质控员,对本组的病案书写质量进行检查和把关;住院医师直接负责经管病案质量。质量管理处不必直接到病区检查运行病案,只需通过"运行病案质量监控系统"检查运行病案的各种记录及各类知情同意书的内容和录入、修改时间;同时,质量管理处通过"运行病案质量监控系统"统计和汇总运行病案书写情况,发现存在的书写问题应及时反馈给各病区并加以改正。出院病案的质量管理是终末质量控制的重要环节。电子病案打印成纸质病案移交到病案科后,质量管理处每月到病案科抽查部分出院病案,同时将病案检查信息登记并反馈给临床科室。病案科负责归档后的电子病案首页和框架质量监控。病案科工作人员认真检查病案首页和病案各个组成部分的完整性,对于归档的电子病案中存在的缺项应及时通知病区,以提高出院病案首页和病案框架质量。

三、电子病案的利用

(一)电子病案利用的方法

通过在全院建立三套与电子病案利用相关的信息系统,为医院、社会和患者提供服务。第一套是供临床医务人员使用的住院电子病案系统,临床医务人员通过住院电子病案系统书写、查询病案。第二套是供病案科使用的病案管理系统,病案工作人员通过病案管理系统进行病案首页的编辑、查询、检索和追踪等方面的管理。为了便于预防保健科、质量管理科、统计室等行政科室对病案首页信息的利用,在行政科室安装病案管理系统并为行政科室人员设置利用权限和用户密码,医院管理部门只要登录病案管理系统,就能查询、检索所需的病案信息。第三套是供临床和病案管理人员使用的病案质量检查登记系统。病案质量检查登记系统通过登记病案利用情况、医院不良事件等管理内容,为医院职能科室管理提供服务。病案利用情况指病案利用信息输入(包括病案借阅、归还、续借、退改、归档、复印)和病案利用信息统计、查询等方面的情况;医院不良事件管理指对抢救患者、未愈患者、死亡患者信息输入和统计、查询等方面的管理。

（二）电子病案利用的特点

1. 利用方便快捷

通过将病案科、病房、医务处、预防保健科、医患关系办公室等科室的计算机联网，实现电子病案信息资源共享，改变查询人员必须亲自到病案科调阅病案的传统利用模式，医务人员只需登录医生工作站的电子病案系统就可以随时查询所需的患者信息，尤其是新开展的患者远程会诊就是通过电子病案系统实现的；此外，行政科室人员也只需登录病案管理查询子系统和病案质量检查登记系统，就可以查询所需信息。病案科在为社会提供病案信息时，社会人员不必携带患者的医疗单据、病案本等住院资料，只需提供患者的姓名就能迅速找到所需资料，从而减轻了病案工作人员的工作量，提高了病案管理人员的工作效率。

2. 服务对象广泛，利用人数众多

随着医学技术的发展、社会调查的增多、医保制度的改革及人们健康和自我维权意识的增强，病案利用范围不断扩大，且病案利用人数逐年增加。为了更好地满足利用者的需求，为病案利用者提供方便，医院专门设立病案复印室和在门诊设立病案复印窗口，全年无休为病案利用者提供服务。

3. 检索方法灵活、多样

病案管理系统除了传统的姓名索引、住院号索引、出院患者登记一览表等病案检索方法外，还增加了综合查询的检索方法。综合查询是根据利用者的需求，通过设立查询输入条件和查询输出内容来检索所需病案信息的。同时，对常用的检索内容设立查询模块，便于定期查询。另外，为了监管病案利用情况，提高病案利用质量，病案管理人员把病案借阅、归还、查询、复印等利用情况录入病案质量检查登记系统，以便定期统计、分析病案利用情况。

（三）电子病案利用的要求

1. 纸质病案利用和电子病案利用并存

电子病案将信息与载体分开，具有易更改性。同时，《电子病历应用管理规范（试行）》《医疗机构病历管理规定（2013年版）》等有关电子病案的法律法规对电子病案的原始性和真实性缺少法律认可，电子病案在医疗纠纷、伤残鉴定、工伤处理中尚未具备法律效力。而传统的纸质病案将信息与载体连在一起，不能随意更改，故具有法律效力。因此，在很长一段时间内，纸质病案和电子病案要一起归档，纸质病案利用和电子病案利用要长期并存。只有国家制定对电子病案原始性、真实性认可的法律条文，电子病案才能得到社会的承认，电子病案利用才能走上合法化的途径。

2. 病案利用公开性和保密性并存

《医疗机构管理条例》和《医疗事故处理条例》对病案利用所需提供的证件、范围、内容等做了明确规定。上述两个条例规定，公安部门、检察院、法院、律师事务所、疾病预防控制中心、医疗及商业保险机构工作人员、患者及其家属等病案查询人员只要提供相关的证件，就可以查阅或复印国家允许的病案内容，这就是病案利用公开性的体现。病案利用保密性指限制病案服务对象和病案利用范围，即并不是所有查询者都可以查询病案资料，并不是所有的病案资料都可以被他人复印、查询。上述两个条例明确规定，病案查询者范围包括：在医疗机构内部，只有对患者实施医疗活动的医务人员及医疗服务质量监控人员可以查阅该患者的病案，因科研、教学需要查阅病案的，须经患者就诊的医疗机构有关部门同意后方可查阅；对于外单位查询病案的，医疗机构应当受理患者本人或其代理人、死亡患者近亲属或代理人、保险机构人员复印或复制病案资料的申请；至于公安、司法机关因办理案件需要查阅、复印或者复制病案资料的，医疗机构应当在公安、司法机关出具采集证据的法定证明及执行公务人员的有效身份证明后予以协助。医疗机构可以为申请人复印或复制的病案资料包括门（急）诊病案和住院病案中的住院志、体温单、医嘱单、检验单（检验报告）、医学影像检查资料、特殊检查（治疗）同意书、手术同意书、手术及麻醉记录单、病理报告、护理记录、出院记录。这些制度制定的目的主要是保护医疗机构的治疗技术和患者的个人隐私。

3. 开展电子病案利用的安全工作

通过设置用户权限和登录密码、在医院办公网内安装防火墙、在医院每台计算机系统中安装杀毒程序、拆除计算机输出设备、规定电子病案的归档时限、设置电子病案借阅时限和保留电子病案信息修改痕迹等安全措施，保证电子病案利用安全。

四、电子病案系统的完善

为了满足医院临床、医技、行政职能科室对电子病案的利用需求，不断提高临床、医技、管理部门的工作效率和医疗质量，医院应定期完善"住院电子病案信息系统"和"门诊电子病案信息系统"两套病案系统。在"住院电子病案信息系统"和"门诊电子病案信息系统"中增加检查结果自动录入病案、在同一页面录入病案查询检查结果的功能，使系统操作更方便、更快捷；完善门诊电子病案和住院电子病案接收、归档、数据保存和利用四项工作，促进区域内门诊电子病案信息资源整合和共享，为实现电子病案远程会诊和建立个人健康档案打下良好的基础；实现运行住院病案和门诊病案书写流程实时监控、在线预警、智能判别和信息反馈等多种实时病案质量控制功能，提高医疗工作效率和病案书写质量。

第五章 医院后勤信息化管理

第一节 医院后勤信息化管理的现状与发展

在我国，对于医院后勤信息化管理的定义是：将分散的、孤立的信息进行汇总处理，形成封闭式的信息管理链条，完成从事件发生、运行处理、监督、反馈至改进与修正的过程管理。在这样的概念定义下，可以把医院的后勤信息化管理看作是对所有医疗信息进行管理、分析和整合，服务于管理者和客户群体。目前我国的医院后勤信息化管理明显滞后，已经成为医疗管理中比较薄弱的一环，在未来如何建立良性的医疗管理系统是所有医院管理者必须思考的问题，也是医院后勤管理行业未来的发展趋势。

一、概况

在医院的后勤管理系统中，引进信息化管理的理念和技术，是整个社会发展的必然趋势。引进信息化管理技术，能够帮助医院提高整体的工作效率以及工作质量，然而在实际操作中，很多医院并没有体会到信息化管理对于医院整体管理的益处，这是因为在这个过程中的运作出现了问题。因此，对于医院后勤信息化管理和建设的课题研究，是有着重要意义的。

二、有关医院后勤信息化管理的基础概念

（一）医院后勤信息化管理的概念

医院后勤信息化管理是指医院在进行后勤信息化管理的过程中，将后勤管理工作不完整、独立性较强的信息通过信息化的技术将其统一归档，并且分类整理。用电子技术的方式，使所有的信息形成一条隐形的信息链，以便于日后的管理和查找。通过信息化的技术，可以让医院后勤工作运行、处理、反馈等全过程，进行信息化的管理模式。

（二）医院后勤部门进行信息化管理的目的

医院后勤部门进行信息化管理的技术调整，其目的是对管理工作中不完整、不

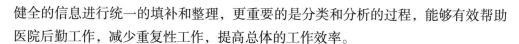

健全的信息进行统一的填补和整理，更重要的是分类和分析的过程，能够有效帮助医院后勤工作，减少重复性工作，提高总体的工作效率。

（三）医院后勤部门信息化管理的具体内容

从医院后勤部门的日常工作管理来看，进行信息化管理后，具体内容就是帮助医院建立起自动化的绩效评价体系，使医院能够快速地对后勤工作进行统一的梳理。当医院后勤的管理工作中融入了信息化技术成分之后，可以通过互联网的在线技术将零散的资源进行合理分配，实现对资源的最优化整合利用，提高资源的利用率。在很多医院，通过信息化管理技术进行后勤工作管理之后，后勤工作帮助医院管理职能部门提高了信息的处理和收集、反馈、分析的速度，帮助医院的决策者更快、更准确地对事件做出决策。

三、目前医院后勤信息化管理系统中的问题

（一）重视程度不足

纵观我国目前医院后勤管理中的一些问题，首要的问题是在信息化管理建设和改造过程中，决策部门，或者是后勤管理的实际操作者，对于信息化管理的重要性认知不足，像一些比较日常、琐碎的事情，例如物资的发放、水电煤的维护、物业的管理等等，很多人认为这些不需要利用信息化的技术来操作和管理；同时，对于医院后勤部门人员的个人素质的要求普遍较低，对于整体的信息化管理改造和改革，并没有一个正确的认识。因此也就造成了信息化管理的改造在医院后勤工作中进行不下去的局面。

（二）管理模式和方法理念的滞后性

虽然很多医院已经开始意识到信息化管理后勤工作的重要性，并已经将信息化的建设系统列入医院的议事日程，但是在管理模式、方法理念等各方面的滞后性，却导致了新系统建设效率低，这些都是受到传统工作模式的影响。另一方面，后勤部作为一个服务型部门，很多工作进度是由其他部门决定的。因此，在总的管理上，进行后勤管理工作时，对医院运行的一些经济性因素的考虑也会较少。这些滞后的管理模式和方法理念导致了信息化建设系统在医院后勤管理工作中的不彻底、不全面。

（三）人才队伍不健全

在传统的思维模式中，后勤工作是一个较为琐碎、基础性的工作种类。因此，人员专业性程度不足、专业性人才数量不够都是医院在信息化系统建设中不得不面对的问题。在我国的医院中，广泛缺乏相应的管理专业人才对信息化建设系统进行构

建，这个系统虽然从理念上和技术上是一个非常新的事物，但是实际执行中没有可靠的人员去执行这个系统，那么对于医院的后勤管理工作改革而言，是没有任何益处的。从后勤管理工作和信息化技术的特点和要求来看，医院后勤信息化管理建设所需要的人才需要懂得计算机工程或者管理学、心理学等多方面的知识和技能。在医院后勤管理人员专业技能水平不足的情况下，一些新型的技术类的器材和应用程序的使用率较低。在传统思维模式的影响下，医院对于后勤部门的工作人员培训力度也很低，无论从主观因素和客观因素角度来看，医院后勤工作团队的整体成长速度较慢。

（四）后勤运营成本不断增加

新医改方案实施，国家对医疗技术和服务费用进行调整，药品加成的政策取消，对长期依赖药品收入的医院来说，很难弥补取消药品加成的收入损失。在这里不得不说运营成本，在信息化建设系统融入后勤管理工作中之后，运营成本也将会成为后勤管理工作中不得不考虑的问题。运用了新的技术，招揽和留任高科技人才，与此同时，配合着新医改方案的实行，一年的获利变少，在患者流量大幅增加之后，医院必然会增加相应的后勤人员和设施，将对医院后勤的运营成本造成很大的压力和负担。

四、未来医院后勤信息化管理的发展趋势

（一）标准与要求

根据国际联合委员会对于未来医院后勤信息化管理的相关规定，可知信息化管理对于医院沟通的作用越发重要。后勤部门不能仅仅是作为医院的杂工，在未来还需要成为医疗服务和医院管理中的重要组成，帮助建立一个快速的信息通道，实现各个部门之间的快速传递，充分利用信息技术，增加医院之间、医院各部门之间以及医患之间的沟通，帮助医院提升医疗质量。

（二）物联网技术发展

近年来，学术界对于在医院后勤管理工作中进行信息化系统的改革和改造有着相关技术性发展的讨论，在互联网技术的基础之上发展的物联网，相信是未来医疗领域后勤管理的一个技术发展方向。物联网技术让每一个物体都能够实现网络化和信息化的转变，同时在网络和信息化技术中，以数字来代表身份，也是未来实现社会智能化的一个重要部分。

（三）医院后勤管理作用的发展

医院后勤管理在未来有很大的发展空间。在目前对信息化技术使用比较好的医院中，后勤管理工作已经充分地将信息化技术和实际的工作内容进行有机的结合，也能够实现对于医院部分业务流程的严格控制。未来，随着信息化技术的进一步发展，应用于医院后勤管理工作中的技术也会有相应的改变。分类化、分散化、工作流程透明化、人员专业化将是未来信息化管理的一个重要发展趋势。在提高工作效率的同时，以信息化技术管理为基础的医院后勤管理工作，也将会对医院运行成本、运营成本、经济性和实效性负责。

（四）专业人才队伍建设

在日益提升的信息化技术面前，医院对于后勤管理工作的人才培养和团队建设也会随着信息化技术的变化而有所提升。医院后勤工作内容具有特殊性，所需要的人才也必须是专业型的和复合型的，从长远角度来看，构建起一个良好的、技术型的后勤梯队，是保证医院可持续发展的有力基础和良好动力。对于医院的管理者而言，这是一个新的挑战，从不重视后勤人才的培养，到专注于候选人的招揽；从人文化管理后勤工作到信息化技术管理后勤工作，这些转变将逐渐在各级医院中扩散。对于人才的培养，可以分为两个方面，一方面需要从医院以外去招揽选择一些有专业知识和一定经验的人才，充实到医院的后勤管理工作中来；另一方面，对于现有的管理工作者进行知识以及技能培训。

现在也已经有很多的医院对信息化系统建设的重要程度有了一定的认识，也在医院中尝试将后勤管理工作进行信息化的改造。然而由于一些比较现实的问题，比如运营成本、思想观念、管理手法、人才等等方面存在问题，造成信息化系统建设在后勤管理工作中难以执行和进行下去。未来医院从决策者到一线员工需要努力地提升自身能力，改变意识，接纳和运用好信息化技术，为医院带来一个可持续发展的局面。

第二节　医院后勤信息化管理平台建设的探索与实践

建设优良的医院后勤信息化管理平台，将有效提高后勤服务团队的工作效率，降低院内管理风险，并显著提高职工和患者的满意度。

一、医院后勤信息化管理平台建设的背景、需求和目标

（一）背景

近年来，各地医院改扩建如火如荼，不同于以往医院形象呆板、功能单一的旧建筑，新型的医用建筑充满着人文主义，功能配套丰富，智能化、信息化设施齐全，为医院后勤部门带来了崭新的管理、运营理念。

（二）需求

在新形势的催生下，医院后勤管理部门迅速从原始的手工、纸质管理平台飞跃到新型信息化、智能化平台。但同时也出现了一些问题，如新旧设施的同时运行、新旧观念的相互碰撞、分散的智能化平台难于统一管理等，解决这些问题需要建设医院后勤信息化管理平台，按信息化流程制订管理制度和工作流程，整合各个智能管理平台并逐步提升功能。

（三）目标

医院建设统一的后勤信息化管理平台的短期目标：快速整合智能化平台，方便管理工作；优化各项工作流程，提高工作效率。中长期目标：建立全院统一高效的后勤信息中心，实施数据分析，建立长期工作督导体系；监控医院各项运营数据，实施绿色运营，打造绿色医院。

二、医院后勤信息化管理平台建设的实施要点

（一）完善各个模块建设

根据实际工作的需求，设计适用的信息化管理模块，如医疗废物管理模块、智能一卡通模块、科室报修模块、食堂订餐送餐模块以及宿舍管理模块等。快速将以前各项落后的、低效的工作方式提升到严谨、规范和高效的互联网智能模式，能极大地减轻一线后勤员工的工作强度，提高工作的准确性，并使管理工作达到闭环管理的效果，也极大地改善员工和患者的使用体验。

（二）配合建设统一的医院后勤信息化管理平台

各个分散运行的系统不利于管理及维护，必须建立统一的集成平台，方便管理及使用。如深圳市儿童医院后勤管理平台集成了水电能耗管理、设施设备管理以及各类后勤服务管理模块，并配合自主开发的手机 APP 使用，将医院后勤服务及管理水平提升到一个新的台阶，工作流程清晰，效率显著提高，且使用体验极佳。

三、医院后勤信息化管理平台建设要注重的问题

（一）立足现状，规划未来

医院后勤信息化管理平台建设须立足现状，更要规划未来。为未来的工作保留提升空间，提前考虑互联互通，避免未来重复建设及推倒重来。

（二）重视人才培养

医院要重视人才培养，改变从业人员观念，对后勤关键岗位进行充分培训，促其转变观念。工作人员如能主动一起解决问题，找出最佳解决方案，将极有力地推动信息化进程。以往认为，后勤员工文化程度不高，会成为推动后勤信息化的阻力。实际工作中，信息化改革恰恰解决了后勤工作人员文字表达能力不强、总结能力弱的问题，扬长避短，提高了员工的工作热情。

（三）建立有效的应急体系

医院要充分考虑信息系统应急处理，建立有效的应急工作制度，确保信息系统故障时有人工替代方案。

（四）加强基础设施建设

医院后勤信息化管理平台建设必须同步建设相关基础设施，如必须先期建设好医院分区、分项能耗统计系统，方能建设能耗信息化管理系统。

医院后勤信息化管理平台建设是对医院管理工作的革新，最终必将走出单个的医院个体，在横向上形成互联互通，最终促成医疗全行业绿色运营。

第三节　医院后勤信息化建设的探索与实践

医院信息化建设是医院利用计算机技术实施管理，优化业务流程的重大变革。近年来，随着各大医院对信息化建设的不断重视，信息化已经深入医院工作的方方面面。相较于医疗卫生机构信息化和医疗信息系统的不断完善，医院的后勤信息化的建设相对滞后，在信息化建设的理念、思路、实现效果等方面均处于探索和实践阶段。医院后勤服务保障是医院运行的重要支持，医院后勤保障质量与保障安全是医疗基础质量的基本元素，也是医疗安全的重要基础和前提。医院后勤服务部门是为医、教、研职能活动提供服务保障与管理的部门，涉及医院的能源供应、建筑房产维修和改造、机电设备运行维护与保养、财产及物资管理、医患服务、医院资产与环境等各个方面与环节。医院需要兼顾最小的成本、最大的价值和良好的适应性，

后勤管理服务于临床一线和患者需求，为医院提供安全、及时、有效的后勤服务保障。而后勤信息化管理的优势，就是保证后勤管理与医院信息化进程相匹配，如同一个木桶，只有每一个木板都有同样的高度，才不会使水流出来。医院后勤信息化建设是医院总体信息化建设的重要组成之一，医院后勤信息化建设不仅仅是对运行成本的控制，更是对医院运行安全的有效保障。

一、医院后勤信息化建设存在的问题

医院后勤管理对医院建筑及其附属机电设备、能源供应的管理是医院安全管理的前提和基础。随着社会的发展和科技的进步，维护医院正常运行的空调、电梯、锅炉、变配电等各种设施设备不断地发展更新，其数量大、专业性强、安全要求高、管理难度大，成为后勤管理的最迫切的问题。

现有的后勤管理技术，对医院建筑、管线、设备设施等的管理不够精确，人力排查无法彻底地排除安全隐患和提前预测事故的发生。同时，信息处理不够规范，报修工作口口相传，可能出现报修及维修不及时、人员工作量难以量化、维修人员缺少考核机制、维修进度不透明等情况。同样，在流程审批、资产管理等方面，存在审批拖延、流程不透明、资产管理统计过程复杂、统计结果有误差等问题。通过信息化管理，可以强化安全运行，提高工作效率，明晰资产管理，明确岗位职责，规范操作流程，提升服务水平与质量。因此，结合医院后勤中实际存在的问题，开发与建设适应后勤安全保障管理的智能后勤综合支撑平台是十分必要的。

二、智能后勤综合支撑平台的建设与应用

后勤管理的内容十分繁杂，包括房屋建筑及附属设备维护与维修管理、基本建设管理、预算管理、经济管理、物资管理、房产管理、水暖电气管理、伙食管理、车辆管理、后勤相关感控管理、其他服务管理，以及后勤服务经营实体管理和第三方服务保障管理。智能后勤综合支撑平台是以信息化管理为基础，以医院实际建筑设备设施数据采集为依据，以提升优化后勤管理流程为目标的统一管理运行平台。智能后勤综合支撑平台通过海量数据采集、远程数据传输、远程遥控技术等数字化手段，实现对医院后勤管理各个环节的监管和分析，实现后勤服务与保障一体化，提高后勤管理工作的效率和水平。智能后勤综合支撑平台的建设主要包括以下几个部分：建筑信息化模型（BIM）三维建模、综合监控系统、能源管理系统、后勤运维系统和院内信息共享与 APP 应用。

（一）建筑信息化模型三维建模

BIM 三维建模是以 BIM 可视化为核心，将医院的建筑与房屋、各类设备、管

线、安全监控等资产和设备设施在可视化的基础上形成最精确的空间三维数据库系统。目前，我国有相当数量的大型公共建筑把 BIM 技术置于设计施工的必要环节。医院建筑作为集功能性和复杂性于一身的公共建筑，具有众多机房和机电水暖管线布置，在医院基本建设过程中，保证医院安全有序地运行，避免设备管线碰撞使设计和施工脱节，按照规定的时间进度完成高质量的工程是重中之重。而 BIM 技术的应用可以完美地解决这一问题。无论是新建、扩建还是改建，都能最大限度地排除图纸错误、减少返工、缩短工期。同时，BIM 三维建模可以对重要设备机房、设备管线和重要的机电设备（电梯、空调等）进行三维模拟仿真，方便观察设备分布、运行、能耗等情况，方便维修、保养，确保其运行安全。

（二）综合监控系统

设备前端监控重点机房和设备设施，如变配备、中央空调、锅炉、照明、电梯、冷热水、医用气体、空压机、负压机等，通过系统中的监控、传感、报警等模块，能够迅速反应、实时传输，管理人员一旦发现异常即可进行远程控制，避免了传统管理中预警不及时、汇报不及时、维修不及时等纯人力监控的不足与拖延问题。

医院作为一个特殊的公共场所，无论哪个系统出了事故都可能会影响医院正常运行，甚至带来灾难性后果。系统能够综合监控系统生态整合各机电系统，对机电设备进行智能化监、管、控，把医院运行保障安全的不可知变为可知。例如在电梯的运行中，监控系统与电梯报警系统相关联，一旦上升或下降速度过快、过慢或出现停梯等情况，能够立刻提供报警信息给管理员，并通知相关人员维修，最大程度地避免了安全隐患。系统还能够保障医院运行的连续性，全面监测数据，提前预警、诊断，告警分级处理，与后勤运维系统打通，根据班组自动派单，覆盖设备管理盲点，减少突发故障处置时间，杜绝巡检不力、保养不力导致的长效性故障。

（三）能源管理系统

医院作为人流量十分可观的公共建筑，其能源消耗的数据也是巨大的，并且涉及的方面庞杂，在传统管理中可能存在缺项漏项等情况，无法精确计算。在智能后勤综合支撑平台的建设中，医院的每栋建筑、每个楼层、每个科室分别统计能源数据，进行自动分析。这样可以科学有效地对各科室、各楼层和全院的能耗情况进行以周、月、季、年为单位的横向和纵向对比，形成分析报告，精细核算科室能源成本，作为考核依据。

同时，通过数据的采集、KPI 的考核形成能耗分析，根据结果判断设备是否需要保养、维修、更新，保障各部门的运行安全。

（四）后勤运维系统

一般后勤管理过程中，由于信息化水平较低，临床对于设备设施损坏一般是通过电话进行报修，而这种报修方式准确性较低，存在报修人员对实际损坏情况描述不清，接通人员判断错误等问题，维修流程不透明，维修之后无迹可寻，缺乏对维修人员的考核机制等问题。通过建设智能后勤综合支撑平台，平台承担了指挥调度中心的责任。主系统对系统内的设备进行 24 小时的实时监测，发现故障即推送给管理员，后勤人员可以在问题发生的初期确认故障并排除，防患于未然。

打造一站式报修平台，医务人员和患者通过电脑端或手机端进行快速报修，平台能够根据维修人员的专业和排班迅速及时地分配派单，对于报修的故障，提供高效的维修管理机制，提高服务质量，确保临床与后勤服务双方有效的沟通和良好的反馈。同时，维修过程全程监控，有迹可循，方便管理者统计报表，通过分析维修情况对设备设施使用情况有所了解，实现对全院后勤设备进行统一化管理，提升设备安全性及服务品质。

（五）院内信息共享与 APP 应用

智能后勤综合支撑平台的中心系统有端口与医院办公系统（医院 OA）相关联，在建立贴合后勤信息化管理的同时，与医院信息化管理系统兼容，既独立于整体的医疗信息化管理系统，又与其管理层面相融合，满足且适应现代化医院信息化总体需求。

智能后勤综合支撑平台同时拥有电脑端与手机端。电脑端功能全面，方便管理人员查看、指挥、调度。手机端 APP 作为移动端，比电脑端更灵活、更便捷。手机端可以推送安全预警与报警信息，及时到场及时反馈。报修人员可以使用 APP 随时随地进行报修，拍照上传，更好地描述需要处理的问题，通过手机的定位，维修人员也可以迅速确定故障原因，提高维修效率且维修流程透明。同时，后勤人员也可以使用手机端即时管理审批流程，一键式操作，有助于提高效率。

三、智能后勤综合支撑平台的优势与亮点

（一）适应医院安全稳定的需求

通过 BIM 的三维技术，能清晰地知道医院中出现安全隐患的区域及其关联关系，管理员能通过对警告区域及周边区域的监视了解情况，迅速通知周围的安保人员到达现场处理；在机电设备、线路、管线出现问题时，所有设备的可视化也使信息传递更准确，维修人员能追本溯源，快速定位，并且为以后再次维修相同位置提供参

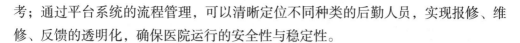

考；通过平台系统的流程管理，可以清晰定位不同种类的后勤人员，实现报修、维修、反馈的透明化，确保医院运行的安全性与稳定性。

（二）适应医院质量管理的需求

随着现代医院建筑及其附属机电设备的现代化以及医学装备和现代医学模式发展的客观需要，医院的各项工作都与后勤密不可分，医院后勤工作也是体现为民服务的重要一环。后勤智能化系统是物联网技术、现代通信技术和智能控制技术的集成。各种后勤设施在运行过程中产生的巨大数据流，通过中心平台的处理和反馈，能够优化管理流程，实现真正意义上的闭环管理，做到事前有基于策略的预防维护，事中有基于平台的实时告警，事后有基于缺陷的故障检修。

（三）适应医院高效准确的需求

智能后勤综合支撑平台的使用可以通过网络审批流程管理，避免人员逐级汇报、等待批复等烦琐的传统流程，通过网络平台可以随时随地进行查阅和审批，节省了工作时间，拓展了工作范围，提高了工作效率。

使用智能后勤综合支撑平台方便资产管理，能降低整体采购成本，有效规避运营风险，一目了然的信息化展示，可以使资源的配置得到优化。利用后勤信息化管理系统可以对原有资产的增加、维修、报废等进行统一化管理，更清楚地了解资产的使用和分布情况。

智能后勤综合支撑平台能够对数据进行深入的对比和分析，在信息化管理中能够条理分明地找出工作中存在的问题和不足，使管理中存在的问题由概括化变为数字化，简单明了，方便总结汇报和计划预算等。

智能后勤综合支撑平台是以全院信息一体化思路为指导，以安全运行管理、提升服务质量、提高工作效率为核心，以信息化为手段，实现自动监控设备各项运行数据，实时记录、实时报警、实时反馈。通过平台数据分析发现短板、修补漏洞、提升效率、利用网络服务简化手续、提供标准流程，利用平台管理社会专业维保服务公司，以有限的人力成本保证后勤管理的安全、高效、绿色、智能。

第六章 医疗服务互联网化

第一节 互联网技术概述

一、互联网概述

（一）互联网的发展

互联网起源于 20 世纪 60 年代末，出于与苏联争霸的需要，美国为保证军事通信畅通，美国国防部于 1969 年建立了由 4 台计算机构成的、分布式控制的分组交换网——阿帕网，后正式命名为互联网，它首先是由国家资助在科研部门使用，目的是把美国和世界其他国家的科学家通过远端的大型计算机连接起来，实现科研成果和计算机资源的共享。之后，互联网的发展进入社会化应用阶段，商业资本开始介入互联网的建设与运营，互联网从实验室走向社会，开始向各行业渗透。IP 技术以其强大的包容性和渗透力，促进了互联网与电信网、广电网等的融合。以博客、播客等为代表的具有自组织、个性化特征的 Web 技术使普通用户可以轻松成为互联网内容的提供者，促进了网络内容的日益繁荣。同时，宽带、无线移动通信等技术的发展为互联网应用类型的丰富和应用领域的拓展进一步创造了条件。

互联网的出现成为工业社会向信息社会转变的重要标志，互联网的连接以惊人的速度遍及全球。由于互联网具有不同于报纸、广播、电话、电视等的突出特点，它成为继这些传统媒介之后人类社会又一重要的信息传播媒介，并逐步呈现出全面取代之势。在网络规模和用户数量持续增加的同时，互联网逐渐应用到金融、商贸、公共服务、社会管理、新闻出版、广播影视等经济社会生活的各个领域。

（二）互联网的定义和主要功能

按照不同的网络规模和距离，计算机网络可分为局域网、城域网、广域网和互联网。我们常说的互联网就是不同的局域网、城域网或广域网根据需要互相连接构成的规模更大的国际计算机网络。因此，不同于局域网，互联网是在计算机网络互相连接的基础上发展起来的覆盖全世界的全球性互联网络，是成千上万信息资源的总称。任何人都可以从任意节点登录并访问整个网络的信息。互联网允许世界上数以亿计的人们进行通信和共享信息。通过与其他人的计算机建立连接，来回输入信息进行通信，达到信息共享的目的。

互联网通过标准的计算机网络语言及协议来保证数据安全、可靠地进行交换。从技术使用角度，互联网的主要功能可分为电子邮件、文件传输、远程登录、网络电话、网络视频会议、网络传真、客户机/服务器连接等几大类功能；从互联网处理信息的角度，可分为获取信息、展示信息和交互信息三种形式。但各种功能的实现归根结底是其数据通信和资源共享功能的具体应用，因此，可以说数据通信和资源共享是互联网最基本的功能。其中，数据通信包括所有网络信息的传递，如文字、图片、音频、视频等的传递，具有快速、便捷的特点。资源共享包括硬件和软件资源共享。硬件共享是指多台计算机通过网络使用同一个硬件设备；软件资源共享则包括软件和数据的共享。这两项基本功能使互联网可为用户提供电子邮件、文件传输、万维网（WWW）服务、远程登录、网上交流、搜索引擎、电子商务等一系列服务。

互联网发展到今天，除了上述功能之外，作为信息收集、存储、传输、处理和利用的整体系统，互联网在当今社会各领域都得到广泛应用。一系列的网上增值服务系统相继产生，诸如电子商店、电子银行、电子影院、电子杂志、电子诊所、网络音乐会、数据库检索、网上广告、信息咨询等等，构成了一个几乎无所不包、无所不能的"虚拟世界"，吸引着无数人在其中乐此不疲地"遨游"。

二、互联网技术简介

互联网技术是在计算机技术的基础上开发建立的一种信息技术。一般来说，互联网技术的范围包括三个层次，第一层是硬件，主要指数据存储、处理和传输的主机和网络通信设备；第二层是指软件，包括可用来搜集、存储、检索、分析、应用、评估信息的各种软件，它包括我们通常所指的企业资源计划（ERP）、客户关系管理（CRM）、供应链管理（SCM）等商用管理软件，也包括用来加强流程管理的工作流（WF）管理软件、用来辅助分析的数据仓库和数据挖掘（DW/DM）软件等；第三层是指应用，指搜集、存储、检索、分析、应用、评估各种信息，包括应用 ERP、CRM、SCM 等软件直接辅助决策，也包括利用其他决策分析模型或借助 DW/DM 等技术手段来进一步提高分析的质量，辅助决策者做决策。

下面介绍几种常用的互联网技术。

（一）网格技术

网格是指在全世界范围内对各行业和社会大众提供的一体化信息服务的信息基

础设施，通俗地讲，就是把整个互联网整合成一台巨大的超级计算机，实现计算资源、存储资源、数据资源、信息资源、知识资源、专家资源的全面共享。与 Web 技术最主要的差别就是网格可实现信息的一体化应用。网格技术具有两大优势，一是数据处理能力超强；二是能充分利用网上的闲置处理能力。目前，网格技术主要应用于学科研究、企业信息处理、电子政务、个人娱乐等领域。

（二）IPv6 技术

IPv6 是互联网工程任务组（IETF）设计的用于替代现行版本 IP 协议（IPv4）的下一代 IP 协议。与 IPv4 相比，IPv6 具有如下优势：①具有更大的地址空间；②使用更小的路由表；③增加了增强的组播支持以及对流的支持；④加入了对自动配置的支持；⑤具有更高的安全性。常用于视频应用、网络家电、移动 IPv6 业务、传感器网络、智能交通系统、军事应用等。

（三）P2P 技术（点对点技术）

P2P 技术又称对等互联网络技术，是一种网络新技术，依赖网络中参与者的计算能力和带宽，而非依赖于较少的几台服务器。P2P 网络的分布特性是通过在多节点上复制数据，增加防故障的稳定性，并且在纯点对点网络中，节点不需要依靠一个中心索引服务器来发现数据。在后一种情况下，系统也不会出现单点崩溃。典型应用包括比特流（BT）下载、即时通信等。

（四）语义网

语义网是指能够根据语义进行判断的网络，是一种智能网络。它通过给万维网上的文档添加能被计算机所理解的语义元数据，从而使整个互联网成为通用的信息交换媒介。作为 Web 3.0 网络时代的特征之一，语义网最大的优势就是对网络信息的"理解和处理"能力，它不但能理解词语和概念，而且还能理解它们之间的逻辑关系。主要应用范围包括数据集成、数据相关智能体、知识管理、语义索引和语义门户、个人信息管理、基于元数据的标注等。

（五）云计算

云计算是基于互联网的相关服务的增加、使用和交付模式，通常涉及通过互联网来提供动态易扩展且经常是虚拟化的资源。云计算具有超大规模、虚拟化、高可靠性、通用性、高扩展性和按需服务等特点。其应用包括云物联、云安全、云存储等。云物联是指随着物联网业务量的增加，对数据存储和计算量的需求将带来对云计算能力的要求。云安全是指通过网状的大量客户端对网络中软件行为的异常监测，获取互联网中木马、恶意程序信息并推送到服务端进行自动分析和处理，再把病毒和木马的解决方案分发到每一个客户端，保障网络用户的安全。云存储是在云计算概念上延伸和发展出来的一个新的概念，是指通过集群应用、网格技术或分布式文件系统等功能，将网络中大量各种不同类型的存储设备通过应用软件集合起来协同工作，共同对外提供数据存储和业务访问功能的一个系统。

（六）移动互联网技术

从网络角度理解，移动互联网是以宽带 IP 技术为核心，向用户提供语音、数据、多媒体等业务服务的开放式基础电信网络；从用户行为角度理解，移动互联网是指采用移动终端设备，通过移动通信网络访问互联网并使用互联网业务的行为和方式。移动互联网业务的实现需要多种技术支撑，包括移动通信技术、智能终端、移动 Web 技术以及移动业务辅助技术，如移动视频与压缩技术、移动定位与搜索技术等。移动互联网对人类生产、生活带来了深刻改变，促进了产业的升级换代，称为第五次产业革命。

三、互联网技术在医疗领域的重要作用

医疗信息化是实现医疗机构跨越式发展的重要途径，对提高医疗服务质量和效率、降低医疗费用有重要作用。美国的一项调查显示，90% 以上被访问的医务人员承认电子化的临床信息和决策支持工具可以帮助他们迅速找到所需要的咨询，1/3 的医生认为可以帮助他们每天节省半小时以上的工作时间，意味着他们每天可多接诊3 ~ 4 个病人。而互联网技术的快速发展及应用的日益普及为医疗信息化奠定了坚实的基础，是医院信息化、内部网络化、集成化和远程医疗的重要技术支撑。信息时代医院经营管理模式的重要组成部分之一就是医院的信息流动和信息管理模式的互联网化。互联网对医疗领域的重要作用主要体现在以下几个方面。

医疗机构在经营管理上需要充分运用互联网技术。互联网技术可以快速完成医疗服务各要素，包括医疗服务提供者、医疗服务接受者、医疗服务购买者、治疗、康复保健、长期护理、辅助性医疗、药品和医疗器械、疾病预防和公共卫生、卫生管理和健康保险在内的医疗服务内容、医疗服务方法、技术和手段等服务策略的信息采集、发布、管理等，提高医疗机构运营效率，降低运营成本。

在医院服务功能上，需要互联网技术拓展网上服务的功能。在现代社会中，人们愈来愈重视健康投资，对主动性服务的需求日益增加，医疗机构服务功能需要从仅在医院提供服务扩展到通过网络提供服务，突破地理位置的限制；服务功能种类需要从治疗疾病扩展到健康教育、健康咨询等全方位服务。这不仅仅是医院服务功能的延伸，更是现代社会追求人性化服务的客观要求。

区域卫生信息交换需要互联网技术实现。一方面，医院是个相对独立的实体系统和信息系统，也是一个开放的系统，医院信息化发展的第三个阶段是区域医疗信息化，需要依靠互联网技术实现医院与区域内或整个国家卫生信息系统的信息交流。另一方面，科学研究需要通过互联网来实现与外界的信息交流与协作。互联互通的信息交流是科学研究与临床应用之间一道不可或缺的桥梁，是转化医学的核心和实现从"实验台到病床"转化的关键。

远程医疗、网络医院、虚拟医院等的技术基础是互联网络技术。远程医疗、网络医院和虚拟医院等是信息技术与医学相结合的产物，即使用远程通信和计算机多媒体技术、网络技术为病人提供医学信息和医疗服务，也是基于互联网的医疗服务网络。

数字化的医学信息检索与利用要依靠互联网。无论是医务人员还是普通用户，通过互联网来获取医学相关信息已成为普遍现象。互联网可提供各类医学数据库检索入口，使人们方便地通过网络来检索查询所需要的文献信息。

上述可见，现代医疗信息的获取、传递、加工和利用全过程都离不开互联网技术。互联网在医疗领域中的应用代表了医疗行业发展的新方向，对医疗行业的发展具有重要意义。在实际应用中，以互联网为载体和技术手段的健康医疗服务主要包括以下内容。

（一）健康教育

健康教育是指通过有计划、有组织、有系统的社会教育活动，使人们自觉地采纳有益于健康的行为和生活方式，消除或减轻影响健康的危险因素，预防疾病，促进健康，提高生活质量。健康教育的核心是教育人们树立健康意识，促使人们改变不健康的行为生活方式，养成良好的行为生活方式，以降低或消除影响健康的危险因素。通过健康教育，能帮助人们了解哪些行为是影响健康的，并能自觉地选择有益于健康的行为生活方式。健康教育的重要内容是与健康相关的信息资源。而互联网具有丰富的信息来源，存储大量网络信息，以互联网为媒介的网络信息资源具有数量巨大、增长迅速、表现多样化、传播方式动态化和受众群体广泛等特点，是目前国家卫生部门、医疗机构和医药企业开展健康教育的重要方式。

互联网健康教育信息资源获取途径主要包括各类健康信息网站、沟通工具以及共享工具。其中，健康信息网站包括搜索引擎、论坛、博客和网上调查等，通常由专业机构开设，通过健康教育信息动态、健康资讯、健康传播材料、学科专业知识向不同用户（有健康需求的普通互联网用户，包括罹患某种疾病的病人或未患病的健康人，以及医务人员、卫生管理人员等）提供具有针对性的健康信息。沟通工具包括 E-mail、QQ、微信等，通常由医疗机构建立医患沟通平台，通过邮件、QQ 或微信等网络形式向特定病人传播健康信息，开展网络健康教育；共享工具包括文件传输协议（FTP）、BT 等，作为互联网应用，通过网络上传下载的形式传送文件，共享健康信息。

目前，国内常用的专业健康教育知识、课件、传播材料获取途径有中国健康教育网、各地健康教育网和疾病预防控制中心等专业机构网站，丁香园、疾控家园等专业论坛，高等医药院校网站、精品课程网站，医疗专家博客，专业、行业 QQ 群等；健康相关文献信息网站有中国知网、维普、万方医学网，以及国家图书馆、联合参考咨询与文献传递网，以及中国科技论文在线、医源世界等。

（二）医疗信息查询

根据查询对象的不同医疗信息查询可分为病人医疗信息查询、医疗机构内部信息查询以及卫生管理部门医疗信息查询。

病人医疗信息查询包括医疗保险信息查询、个人电子病历信息查询、就诊信息查询等。以往病人医疗信息查询范围仅限于纸质病案信息查询，而随着互联网技术的应用，病人可通过网络获取个人历次诊疗信息、医疗机构信息、医生医疗质量信息、预约挂号信息等，使患者可根据个人医疗保险情况选择合适的医院和医生，在合适的时间和地点就医。根据医疗信息化建设情况，病人医疗信息可在医院门户网站或省、市级卫生信息平台查询。

医疗机构内部信息查询是在医院信息系统的基础上，以支撑医疗业务管理和医院经营管理为目的的信息查询，包括病案、临床检验、病理检查等数据资料的查询，医院财务、物资等经济管理数据查询。医疗机构内部信息查询涉及医院信息管理的模式，以往医院内部信息管理主要通过手工记录的方式，为提高医院管理效率，医院手工记录的信息管理模式逐渐被以资源共享和信息交流为目的的计算机化和网络化的信息管理方式所取代，通过引进最先进的管理理念和软硬件技术，医院的信息管理开始走向精细化、网络化、智能化。

卫生管理部门医疗信息查询是以卫生监管和决策支持为目的，通过医疗相关业务子系统的信息共享在宏观层次上把握医疗发展方向，了解国家卫生状况，制定国家卫生政策。卫生管理部门医疗信息查询通常通过区域卫生信息平台或互联网，实现医院与卫生管理相关部门之间的数据实时上报管理。

（三）电子健康档案

电子健康档案是指人们在健康相关活动中直接形成的具有保存备查价值的电子化历史记录。它是存储于计算机系统之中，面向个人提供服务，具有安全保密性能的终身个人健康档案。电子健康档案是以居民个人健康为核心，贯穿整个生命过程，涵盖各种健康相关因素，实现多渠道信息动态收集，满足居民自我保健、健康管理和健康决策需要的信息资源。

电子健康档案系统记录个人从出生到死亡的所有生命体征的变化，包括个人的生活习惯、以往病史、诊治情况、家族病史、现病史及历次诊疗经过、历次体检结果等信息。并可通过标准数据接口实现与医院 HIS、PACS、电子病历、社区卫生、新型农村合作医疗等系统的数据共享与交换，实现健康档案动态更新。与纸质病案相比，从健康信息记录的范围来看，电子健康档案记录的范围更为广泛，可以为个人建立始自出生、终其一生的健康档案。从记录的形式来看，健康信息由纸质形式转变为标准化和数字化的电子化形式，使健康信息能够更方便、更快速地融入医疗卫生机构的日常诊疗工作之中，并可在授权许可下由多方使用，是进行健康信息的搜集、存储、查询和传递的最好助手，在不同医疗机构、病人或健康人、卫生管理部门之间实现信息共享。从管理方式来看，电子健康档案系统的建立使人们的健康信息由手工管理方式转变为更简单、更快捷以及更安全的计算机管理方式，能够减少物质资源的消耗并扩展健康信息传播途径，提供系统的管理方式和查看方式，使人们更好地管理自己的健康。

电子健康档案信息共享的特点可为健康保健、疾病治疗和急救提供及时、准确的信息，使人们的医疗保健有了科学、准确、完整的信息基础，为人们的医疗保健提供新工具、新方法和新思路。例如，持续积累、动态更新的电子健康档案有助于卫生服务提供者系统地掌握服务对象的健康状况，及时发现重要疾病或健康问题，筛选高危人群并实施有针对性的防治措施，从而达到以预防为主和健康促进的目的。居民可以通过身份安全认证、授权查阅自己的电子健康档案，系统、完整地了解自己不同生命阶段的健康状况和利用卫生服务的情况，接受医疗卫生机构的健康咨询和指导，增强自我预防保健意识和主动识别健康危险因素的能力。基于知情选择的电子健康档案共享将使居民跨机构、跨地域的就医行为以及医疗保险转移成为现实。完整的电子健康档案能及时、有效地提供基于个案的各类卫生统计信息，帮助卫生管理者客观地评价居民健康水平、医疗费用负担以及卫生服务工作的质量和效果，为区域卫生规划、卫生政策制定以及突发公共卫生事件的应急指挥提供科学决策依据。

（四）疾病风险评估和健康风险评估

疾病风险评估是健康风险评估的一个主要类型，两者均是用于描述和评估某一个体未来发生某种特定疾病或因为某种特定疾病而死亡的可能性的一种方法或工具。其主要目的是筛查出患有特定疾病的个体,引入需求管理或疾病管理;测量医生和病人良好临床实践的依从性和有效性;测量特定干预措施所达到的健康结果以及测量医生和病人的满意度等。通过健康管理评估,可以对人群进行分类,对处于不同类型和等级的个人或人群实施不同的健康管理策略,实现有效的全人群健康管理。

健康风险评估的概念起源于20世纪40年代,后逐渐得到发展,近年来随着信息技术的快速发展,绝大多数健康风险评估都已计算机化。从2000年开始,国内陆续从国外引进健康风险评估系统,其健康评估功能主要由体检报告管理软件与健康信息转储发布管理软件相结合实现,其中体检报告管理软件的主要作用是负责对健康评估所需的信息进行收集和数据生成,以及负责对已产生的评估结果进行查询、输出等。在体检报告管理软件中对健康评估所需信息的收集主要采用填写调查问卷的形式进行,调查问卷内容含有评估人员的健康状况、家族遗传史、饮食情况、吸烟情况、睡眠习惯、工作行为、精神及社会因素、体力活动及锻炼等,具体由所选评估疾病类型决定。评估结果主要是通过疾病危险性评价方法计算结果产生的,常用的评价方法有两类,一是建立在单一危险因素与发病率的基础上,将疾病单一危险因素与发病率的关系以相对危险性来表示,计算各相关因素的加权分数即为患病的危险性,这是健康管理发展早期的主要危险性评价方法;二是建立在多因素分析基础上的采用统计学概率理论的方法,计算患病危险性与危险因素之间的关系模型,如多元回归、基于模糊数学的神经网络方法等。健康风险评估报告可分为受评估者个人报告和所有受评估者的人群报告。个人报告一般包括健康风险评估的结果和健康教育信息。人群报告则一般包括对受评估群体的人口学特征概述、健康危险因素总结、建议的干预措施和方法等。健康信息转储发布管理软件的主要作用是负责向互联网上传评估所需的数据、生成评估报告以及下载已完成的评估结果。

健康风险评估主要应用于医院、体检中心、社区卫生服务中心等医疗卫生服务机构以及企业和医疗保险机构。企业通过健康风险评估可引入适合自身的健康管理项目,降低员工的健康风险,节约企业为员工支付的医疗费用,促进员工健康。医疗保险机构通过健康风险评估可为参保人员确定更合理的保险费率。

(五)网络医院

网络医院,实际上就是以互联网为载体,开展在线医疗健康咨询和信息服务的专业健康网站。它主要提供三个方面的信息:在线健康咨询、医疗信息服务、医药营销与传播。网站涵盖的范围很广,有新闻、百科、健康专题、名医、医院、药品、药商、保健商等栏目,不仅为咨询者提供了大量的专业信息,而且保证了在线服务的及时性与准确性。

网络医院拥有强大的病症样本数据库、名医名院数据库、医药产品数据库、健康机构数据库、专业医疗信息引擎等网络资源。通过这些资源，可为每位咨询的病人提供专业的自诊程序，从而实现自我诊断。病人只需以在线问答的形式发出疑问，便能与网上医生互动、交流，得到针对性的解答，听取指导性的解决方案。

近年来，网络医院开始表现出新的形式。网络医院与电子支付功能相结合，通过查询在线医生信息，网络挂号选取在线接诊医生，描述病情获取医生用药和诊疗建议，如需要，可根据个人情况直接网上支付检查、治疗费用并到医院进一步接受检查，真正实现网络就医。

（六）慢性疾病管理

慢性疾病管理是一种为综合性医院及专科医院开发设计的慢性疾病管理网络系统，通过全面导入疾病管理概念，针对常见慢性疾病的诊疗与科研，帮助科室快速实现慢性疾病病历的系统管理，辅助医生、护士的日常诊疗护理工作，并为医院向病人提供多样化诊疗服务创造条件。

慢性疾病具有治疗时间长、医疗资源占用率高等特点，需要集预防、治疗、护理、教育、服务于一体化的病程干预与管理，需要医生、护士及病人在整个治疗过程中充分配合。通过建立医生、护士、病人之间的网络沟通桥梁，互联网技术使长期的慢性疾病管理成为可能。通常慢性疾病管理系统包括以下功能。

1. 社区诊疗协作

慢性疾病管理系统采用成熟先进的跨平台数据库技术，建立综合性医院与社区医院之间的诊疗记录共享平台，使大型医院能迅速建立辐射社区卫生服务中心的慢性病诊疗信息网络，实现科室间点对点的协作，为优质医疗资源实现区域共享打下基础。在此平台上，病人的诊疗信息实现互联互通，综合性医院与社区医院开展多种方式的交流互动和诊疗协作，方便慢性疾病病人就近获得良好的医疗服务和保健指导，也为医院拓展业务、提升收益创造了条件。

2. 建立电子病历

长期系统的病历管理是慢性疾病管理的基础。慢性疾病管理系统能完整保存病人的基础信息（生活史、过敏史、既往史、家族史），每次的诊疗记录（症状、诊断、查体结果、医嘱处方），以及全部的检验、检查结果（临床检验、特殊检查、图片报告）。通过该系统，医院能快速建立慢性疾病病人的终身电子病历。

3. 多角度疗效评测

疗效评测是慢性疾病管理的核心要素。对于慢性疾病病人，医生需要时刻关注病人的治疗情况。但是面对日积月累的处方报告，医生很难迅速判断、准确评估。

为此，慢性疾病管理系统提供多角度多种方法，以图表等形象化表达手段直观显示与治疗密切相关的系列指标的变化，提供药物剂量与检验指标交叉关联、病人中长期的病程变化等综合评价手段，帮助医生准确地把握疗效。

4. 病人的日常管理

慢性疾病病人经常自测血糖、血压，但普遍缺乏定期记录的意识，导致这些基础数据的利用率低下，无法帮助医生进行有效诊断。同时，病人不仅需要按照医生的处方定时定量服药，还需要遵照医生的指示控制饮食，积极运动，戒除吸烟酗酒、晚睡晚起、生活无规律等不良生活习惯以配合治疗，但医生通常无法全面了解病人执行诊疗方案的具体情况。慢性疾病管理系统可通过特殊接口方便医生查看病人在健康管理网上记录的服药日记、自测结果、饮食记录、运动日记，掌握病人自我管理的状态。医生将不只是根据每次就诊时的检查结果做出判断，还能从病人日常生活管理中了解更多影响治疗的因素，制订更具针对性的诊疗方案。

5. 个性化的病人指导

饮食不合理、缺乏运动等不良生活习惯是导致慢性疾病病人剧增以及病情难以有效控制的主要原因。指导病人配合健康饮食、合理运动是推动病人自我管理的先决条件。慢性疾病管理系统帮助医生、护士针对病人个体情况，结合诊疗需要，制订个性化的诊疗计划与目标，让病人充分了解治疗的目标、饮食运动的安排及注意事项、药物的服用方法及禁忌等相关内容，并在项目执行过程中传播健康教育知识。

（七）远程医疗

远程医疗是指计算机技术、通信技术与媒体技术，与医疗技术相结合发展起来的以提高诊断与医疗水平、降低医疗开支、满足广大人民群众保健需求为目的的一项全新的医疗服务。狭义上，远程医疗是指以双向数据、语音、图像传输方式开展的远程诊疗活动，例如远程影像传输、远程诊断、远程会诊、远程监护等医疗活动。广义上，远程医疗是指包括远程医学教育、远程医学资源共享、远程医疗在内的远程医学信息服务。

远程医疗技术所要实现的目标主要包括：以检查诊断为目的的远程医疗诊断系统、以咨询会诊为目的的远程医疗会诊系统、以教学培训为目的的远程医疗教育系统和以家庭病床为目的的远程病床监护系统。按应用的目的和需求不同，在远程医疗系统中配置的设备和使用的通信网络环境也有所不同。远程医疗诊断系统主要配置各种数字化医疗仪器和相应的通信接口，并且主要在医院内部的局域网上运行。终端用户设备包括电子扫描仪、数字摄像机以及话筒、扬声器等。远程医疗教育系统与医疗会诊系统相似，主要是采用视频会议方式在宽带网上运行。无论哪一种远程医疗系统，计算机网络和多媒体设备都是必不可少的。

目前远程医疗技术已经从最初的电视监护、电话远程诊断发展到利用高速网络进行数字、图像、语音的综合传输，并且实现了实时的语音和高清晰图像的交流。远程医疗技术的应用范围则从小范围扩展到放射科、病理科、皮肤科、心脏科、内镜科以及神经科等多科病例范围，从局部地区扩展到跨医院、跨省、跨区域的远程医疗，并最终会形成基于互联网、电子商务、移动通信技术的全球医疗、保健网络，让人们随时随地都能得到所需要的医疗服务，为现代医学的应用提供更广阔的发展空间。

通过运用计算机、通信和网络技术，在医学专家和病人之间建立网络通道，远程医疗可实现医疗数据、文字、语音和图像资料的网络系统集成和远距离传送，实现远程医疗资源共享。远程会诊可缓解医疗资源分布不均衡等问题，使病人在原地、原医院即可接受外地专家的会诊，并在其指导下进行治疗和护理，极大地降低运送病人的时间和成本，以及病人接受医疗服务的障碍，提高基层医疗机构的医疗服务质量。远程教育增加获取优质继续教育的途径，在保证教学质量的同时扩大接受继续教育的人群，提高医务人员医疗素质和水平。这为现代医学的应用提供了更广阔的发展空间。

（八）移动医疗

移动通信技术具有小型化、速度快、成本低等特点，随着移动通信技术在全球的普及以及移动市场规模的不断扩大，整合移动互联网的资源优势，推进各行业信息化建设，为用户提供多角度的并行服务，同时提高行业自身经济效益，已经成为现阶段各行业发展的最主流的趋势之一。

作为与人们健康息息相关的行业，医疗行业近年来也积极谋求移动互联网领域的发展，移动医疗就是融合互联网或移动互联网技术而发展起来的现代医疗与健康管理服务的新形态。医疗卫生信息和管理系统协会（HIMSS）对移动医疗，即mHealth，做了定义：移动医疗就是通过使用移动通信技术——例如掌上电脑、移动电话和卫星通信来提供医疗服务和信息，具体到移动互联网领域，则以安卓和iOS等移动终端系统的医疗健康类APP应用为主。

作为一种创新的医疗手段，移动医疗开辟了全新的医疗形式，尤其是在发展中国家，为医疗服务提供了一种有效方式，可以使发展中国家通过移动医疗来解决医疗人力资源短缺的问题。目前在全球医疗行业采用的移动应用解决方案，可基本概括为：无线查房、移动护理、药品管理和分发、条形码病人标识带的应用、无线语音、网络呼叫、视频会议和视频监控。例如，利用高清、移动、无线的技术优势，救护车上的医务人员可以通过移动高清视频得到远程指导，缩短病人的救治时间；社区医生通过移动医疗诊断设备可以随时与大型医院开展远程会诊；社区医疗信息平台可以通过短信、彩信、Web 网站等方式向公众提供掌上医疗信息、预约挂号等服务。可以说，病人在医院经历的所有流程，从住院登记、发放药品、输液、配液 / 配药中心、标本采集及处理、急救室 / 手术室，到出院结账、随访，都可以用移动技术予以优化。因为移动应用能够高度共享医院原有的信息系统，并使系统更具移动性和灵活性，从而达到简化工作流程、提高整体工作效率的目的。

移动医疗解决了医疗信息系统操作复杂、维护成本高、无客户端应用、医疗信息封闭等问题，突破了传统就诊时间和空间的限制，使病人无论在任何时间、任何地点都能够随时听取医生的建议，或者是获得各种与健康相关的资讯。可以预见，在高度信息化的今天，医疗行业"联姻"移动互联网将是行业发展的必然趋势，同时也是行业发展的内在需求，这为医疗行业的未来发展开拓了广阔的市场前景，对从整体上提高行业的医疗水平具有重要作用。

（九）医药电子商务

医药电子商务是指采用数字化电子方式进行医药相关的商务数据交换和开展商务业务的活动，主要指使用 Web 提供的通信手段在网上进行交易，交易参与方主要以医疗机构、医药批发企业、银行、药品生产企业、医药信息服务提供商，以及保险公司、个人消费者等网络成员为主，各参与方通过互联网买卖医药相关产品或提供医疗服务。医药产品可以是实体化的，如药品，也可以是数字化的，如文献、处方、软件等知识产品，还可以提供各类服务，如健康教育、咨询服务等。这种通过互联网实现商品查询、采购、展示、订购、出品、储运以及电子支付的商品交换模式大大改变了医药产品和服务的定制、分配和交换手段，成为国际信息技术市场竞争的主流。

根据贸易对象的不同，电子商务模式可分为企业与企业之间的电子商务模式、企业与消费者之间的电子商务模式、消费者与企业之间的电子商务模式、消费者与消费者之间的电子商务模式、企业与政府之间的电子商务模式等。在医药领域，常见的几种电子商务经营模式主要有以下几种。

企业与企业之间的电子商务模式（B2B）。B2B 被定义为药品生产企业、药品批发企业通过自身网站与本企业成员之外的其他企业进行的互联网药品交易。

企业与消费者之间的电子商务模式（B2C）。这种模式是指企业通过网络将医药产品或服务销售给个人消费者，消费者利用因特网直接参与经济活动，如网上药店、网上诊断等。

线下商务与互联网之间的电子商务（O2O）。O2O是一种互联网与实体机构相结合的一种模式，通过两者的对接，实现互联网落地。让消费者既可享受互联网或移动互联网便捷支付等特点，又可享受实体机构优质的服务。主要表现为网上预约挂号、微信客户端挂号以及网络医院等。

美国作为电子商务的发源地，是药品电子商务开展较早的国家，政府积极支持药品电子商务的发展。美国的医药电子商务经过十多年的发展，不断深入和完善，形成了B2B、B2C、第三方医药电子商务交易平台等多种形式并存的局面。并且通过发达的第三方物流网络完成药品的分销与配送，为医药市场节约很大的开支。美国医药电子商务B2B模式主要由大型的医药批发商及医药企业发展而成。美国电子商务的高速发展在很大程度上得益于政府的大力支持和相关法规的出台。

在日本，行业协会对推动医药电子商务的发展起了重要作用。日本的制药企业协会设立了药品交易网，供各制药企业进行大宗药品和原料交易。日本的医药批发商协会则在制定数据交换接口标准、标准药品编码等事务上起了决定性作用，这些标准化工作为日本B2B医药电子商务的广泛开展奠定了基础。

在欧洲，目前的医药电子商务的主流形式是B2B，并且还停留在企业级的应用上，尚未出现影响广泛的第三方医药电子商务平台。B2B电子商务在医药领域的应用，大大扩展了医药企业的业务空间。无论是制药企业还是医药批发企业，制定合适的电子商务战略，已经成为它们的企业战略的重要组成部分。

我国医药电子商务的发展和世界发达国家相比，也呈现出了自身的特点。受医药行业产业结构情况、市场建设现状、国家法律法规环境等方面的影响，我国医药电子商务早期主要以B2B模式为主，主要在药品集中招标采购中实现，网上零售药品不被允许，随后国家放开网上售药的经营管制，开展网上售药试点，向消费者提供药品、保健品、医疗器械、中药饮片等产品交易服务。

互联网技术与医疗技术的不断融合进步，使医疗服务呈现多样化、个性化和易获得性等特点，一方面更加符合信息时代人们的健康需求与医疗消费需求，另一方面改变了传统医院的经营管理和服务方式，提高了医院的诊疗质量和服务效益，增强了医院管理的透明度，对构建和谐医患关系具有重要意义。

第二节　基于互联网技术的医疗服务模式

基于互联网技术的医疗服务模式在以美国为首的发达国家发展已经比较成熟，近几年在我国也有了一定程度的发展，具有代表性的互联网医疗服务模式主要有医疗联合体服务模式、健康商业站点与权威机构合作服务模式、医院特色网站模式。

一、医疗联合体服务模式

（一）医疗联合体的定义与意义

医疗联合体是指一定区域范围内的医疗机构，包括三级医院、二级医院以及社区卫生服务机构组成的医疗机构联合体，以信息化建设为依托，综合运用无线网络技术、集成技术、物联网、云计算以及计算机技术等，以整合、优化、调整区域卫生资源为目的，实现区域医疗卫生资源统筹规划、合理布局、资源共享，形成互补联动，实现医疗资源共享最大化、医疗资源配置最优化，促进城乡基本医疗服务均等化，其意义可表现在以下几个方面。

1. 强化公立医疗机构的公益性质

通过组建医疗联合体，在医疗机构内探索管理、运行和评价等机制，可强化"以病人为中心"的服务理念，促进全民健康建设，促进公立医疗机构强化公益性质。

2. 提高医疗服务体系的宏观效率

通过建立区域化医疗服务分工协作机制，整合区域医疗卫生资源，实现大医院与社区卫生服务机构的纵向资源流动，促进分级就诊机制的形成，提高医疗服务体系的整体运作效率，为群众提供分级、连续、节约、高效的医疗服务。

3. 促进分级就诊模式的形成

进一步明确三级医院、二级医院和社区卫生服务机构的功能定位。通过建立重点专科对口扶持、双向转诊绿色通道、业务指导和远程会诊机制，开展区域信息化建设，实行检验检查结果互认，提高医疗服务的协调性、连贯性、整体性，降低三级医院平均住院日，提高常见病、多发病的社区首诊比例，促使三级医院逐步回归疑难杂症诊断和科研教学。

4. 提高基层医疗服务机构的服务能力

通过组建医疗联合体，可加强上级医疗机构对下级医疗机构的技术指导和人员培训，提高下级医疗机构特别是社区卫生服务机构的服务能力。同时，依据医疗服务需求，在社区卫生服务机构合理配置住院和日间照料床位，加大医疗设备投入，提高硬件水平，促使居民就医回归基层医疗服务机构。

（二）医疗联合体的运作机制和服务模式

各成员机构根据功能定位及业务特点，在医疗联合体内建立重点专科对口扶持机制，使核心机构与成员机构之间形成一对一对口关系，根据病人病情选择适当的成员机构转诊，转诊病人可包括门诊、急诊和住院病人，成员机构病人病情变化时，根据对口专科会诊意见转诊到上级医疗机构。同时，建立业务指导机制，根据学科指南或临床路径，制定统一的诊疗和操作规范，由三级医院通过互联网或实地指导等方式对成员机构医务人员进行培训，联盟内医疗机构共同遵守统一的诊疗和操作规范。通过以上机制的建设，可逐渐实现医疗联合体内双向转诊、远程会诊，检查影像信息共享和互认，连续性健康管理等服务。

区域信息联网机制是医疗联合体运作的重要保障。区域信息联网机制是以信息网络、电子商务、电子支付、现代物流等现代服务支撑共性技术为基础，对传统医疗服务模式进行改造创新，全面优化整合区域医疗卫生资源，建立区域协同医疗共享信息平台。可以说，区域信息不能实现互联，医疗联合体的运作成效将会大打折扣。

1. 双向转诊、远程会诊服务模式

根据双向转诊和远程会诊的临床标准，结合专科意见，建立会诊、转诊档案，按照病人自愿、分级诊治、连续治疗、安全便捷和尽量减轻病人就医费用负担的原则，制定医疗联合体内各成员机构间病人双向转诊、远程会诊制度，制定合理、方便、畅通的双向转诊、远程会诊实施细则。

2. 检验影像共享和互认模式

以建设远程医学影像会诊为手段，将医学联合体内多家、多级医院构成一个"医疗网络"，慢性疾病病人的医学影像信息可以获得传输和共享，使得病人在一、二级医院就能够得到三级医院专家的诊断。在统一质控标准、确保医疗安全的前提下，积极推进建立检验绿色通道，在医学联合体内扩大检查、检验结果互认范围，减少重复检查、检验。

3. 连续性健康管理服务模式

社区卫生服务机构建立健康档案并进行动态管理，提供健康状况信息，进行健康状况评估预测，综合性医院实施设计健康指导方案并进行评价。社区内居民在二、三级医院就诊时的检查、报告、用药和住院信息，均可在社区卫生服务机构调阅。推进大医院临床路径管理与社区慢性疾病规范管理的有效衔接，逐步建立涵盖院前、院中、院后各环节的一系列疾病管理计划。

二、健康商业站点与权威机构合作服务模式

健康商业站点与权威机构合作通常通过网络健康信息服务的方式体现，是网络健康信息服务的一种重要模式。相比传统的健康信息服务提供模式，这种模式充分体现了网络带来的方便性和快捷性。

根据网络健康信息服务提供主体的基本职能，健康商业站点与权威机构的合作可分为健康商业站点与医疗机构的合作、与公共图书馆或医学图书馆的合作、与医学院校或卫生研究机构的合作，或不同机构之间的合作，其中，与医疗机构的合作是最为常见的。根据健康服务功能，健康商业站点与权威机构合作服务模式又可分为信息共享类、健康监控类、健康咨询类以及社交网络类。

（一）信息共享类

信息共享类服务是目前较常见且较受欢迎的一种健康信息服务提供方式。随着经济水平的提高，居民开始关注生活质量，转变传统健康观念，重视养生和疾病预防，居民经常会搜集营养膳食、健康生活方式以及疾病治疗和预防等健康相关信息，包括对某医院或某医生的评价、不同疾病治疗方案的比较等。

（二）健康监控类

健康监控类服务是以互联网或移动互联网为载体，以网站或手机应用软件形式为广大消费者提供医疗服务的一种方式。比较常见的有疾病管理软件，体重、体温、空腹血糖监测软件，女性生理周期监测软件，营养摄入和运动量计算软件等。数据输入累积到一定程度后就可以自动生成各种统计图表，用于判断个人健康状况，指导用户健康行为。

（三）健康咨询类

健康咨询类服务是通过与权威医疗人士建立网络沟通渠道，解答网站用户提出的健康相关问题。这类问题常涉及就诊信息，诊断、治疗建议等。

（四）社交网络类

社交网络类网站的客户群主要是慢性疾病病人或某一特殊疾病病人，为其提供网络社交平台，交流疾病诊疗和疾病发生、发展信息，促进疾病控制和集体健康。

三、医院特色网站模式

（一）医院特色网站模式概述

随着网络通信技术、互联网技术在医学领域方面的迅猛发展和人们对网络认识的逐步提高，越来越多的医院把网络作为社会活动和经济发展的重要部分。医院网

站是大众了解医院的关键渠道，对提升医院形象、方便病人就医、扩大医院影响具有积极作用。它的广泛性和高效性为医院带来不容置疑的效益和效率，对医院提升医院形象、提高医疗服务质量、加快医院信息化建设以及拉近医院与病人之间的距离、向病人提供更好的信息服务具有重要意义。

在互联网发展早期，对于大多数医院来说，网站只是对外宣传的窗口，但随着互联网的普及和技术发展的成熟，医院门户网站呈现出两个值得关注的发展趋势。一个是网站内容的转变，一个是网站体系架构的转变。

首先，医院网站的内容由单纯的医院文化和形象宣传转为宣传与提供服务同等重要，很多大型医院已将通过网站向病人提供更为方便快捷的服务作为网站建设的重要内容；其次，随着医院信息化建设的深入，医院网站的体系架构由单纯的对外宣传转为对外与对内服务兼顾，既支持对病人的信息发布服务，也支持医院职工的协同办公。医院门户网站逐渐成为互联网环境下，各种业务系统和应用系统数据资源整合的统一的用户访问入口，成为医院内部员工之间、医患之间甚至医疗机构之间的信息交流平台。

（二）医院门户网站的构建

1. 网站整体规划和框架建设

应根据医院服务的特殊性，针对医院网站的发展方式及战略部署计划对网站进行整体规划，明确网站建设目的和服务对象。网站的定位和建设目的决定了网站内容框架的设置方式。医院介绍型网站，以信息发布为主，突出对医疗特色和相关病种防治知识的介绍；形象型网站，以信息发布为主，突出对医院发展动态的新闻发布，为潜在服务人群提供适当的服务；平台服务型网站，则加强应用开发，搭建起适应各方面服务对象的服务框架。

2. 网站内容管理

网站内容管理主要是对包括文字、图片、语音、视频和动画在内的发布到医院网站上的各种信息的管理，使这些信息在互联网上供人浏览、查询。根据服务对象的不同，网站提供的内容存在差异：面向病人，需要提供医院信息，预约挂号信息，医疗服务结果信息，疾病治疗、用药、保健、护理信息等多方面内容；面向医务人员，需要提供医学资讯、学术交流、图书阅览、病例讨论、网络教育资源等内容；面向管理者，需要提供公告发布、政策文件等信息内容；面向普通网民，需要提供医疗咨询、医学讲座、健康教育等信息内容。

3. 网站的交互服务

由于现代人的健康观念和主动学习能力越来越强，医院日益重视面向病人的服务，通过互联网强化医院主动服务意识、增加与网络用户的交互式信息服务，成为医院网站建设的重点之一。医院网站逐步从信息发布式网站向交互服务式网站转变。常见的具有交互服务特点的网站功能主要包括以下内容。

在线预约挂号。通过输入个人真实信息、就诊卡号等资料，病人可以通过网站对专家或普通门诊提前预约挂号，并可通过在线支付平台对挂号费用进行预先支付。此外，病人还可以根据具体情况进行取消预约挂号等操作。

检查、检验结果查询。登录医院门户网站，输入就诊卡信息可查询个人近期检查、检验结果。如果接受手机短信通知，系统在检查、检验报告上传后会自动发送手机短信提示用户登录医院网站查询检查、检验结果。

医疗服务和药品价格等在线查询。通过医院门户网站可对医院的药品价格、医疗服务项目费用、专家预约情况等进行在线查询。

专家咨询网站。网站提供强大的在线问答或在线咨询功能，借助此功能可以实现病人与医院专家在线交流，丰富医患之间的互动沟通渠道。

医疗服务评价或投诉、举报。病人对所接受的医疗服务不满意或出现医疗差错时可实现对医院或医务人员的在线投诉、举报，或对所接受的医疗服务进行评价。医院和医务人员可凭个人信息在线实时查询个人医疗服务质量评价和投诉、举报信息。

病人随访。网站管理员可以向网站注册用户发送手机短信对出院病人进行随访。

参考文献

[1] 曾红华.医院病案管理的信息化建设实践与思考[J].兰台内外,2021(29):4-6.

[2] 曾秋萍.浅谈电子病历系统在医院信息管理系统中的应用与实践[J].中小企业管理与科技(上旬刊),2020(8):22-23.

[3] 查学安,唐贞力,马敬东.开启智慧医疗之门[M].广州:广东人民出版社,2016.

[4] 陈丹.论互联网技术与现代医疗卫生服务[J].信息与电脑(理论版),2021,33(17):162-164.

[5] 陈航,宋子申.现代医院信息化建设与管理实践[M].西安:世界图书出版西安有限公司,2021.

[6] 陈敏."互联网+医疗健康":打造智慧医疗服务新模式[J].中国党政干部论坛,2018(10):30-33.

[7] 陈天雨,巴志强,陈阳,等.医院后勤信息化建设的探索与实践[J].现代医院管理,2018,16(4):11-13.

[8] 陈玉敏.互联网下电子档案病历在医院信息系统建设中的应用[J].智慧健康,2020,6(10):23-24,31.

[9] 翟运开,陈保站.智慧医院技术创新和产业生态构建[M].北京:机械工业出版社,2022.

[10] 董虹.病案管理实务[M].杭州:浙江大学出版社,2017.

[11] 龚亚琴.信息化病案管理在医院管理中的意义[J].科技传播,2019,11(11):172-173.

[12] 黄镪.医院后勤信息化管理的现状与发展策略[J].中国卫生产业,2019,16(12):148-150.

[13] 黄远湖.智慧时代医院建设新思维[M].南京:江苏凤凰科学技术出版社,2022.

[14] 焦洋.医院后勤信息化管理平台建设实践[J].中国医院建筑与装备,2020,21(11):83-84.

[15] 金新政,陈芸.智慧医院[M].北京:科学出版社,2019.

[16] 李慧卓.浅析医院信息管理系统的设计和管理探析[J].财经界,2022(29):27-29.

[17] 李建军.医院后勤管理[M].北京:经济管理出版社,2019.

[18] 李志贤,李玮,郭鑫,等.基于"互联网+医疗"智慧服务模式的研究[J].中国新通信,2022,24(14):87-89.

[19] 刘乃丰.医院信息中心建设管理手册[M].南京:东南大学出版社,2020.

[20] 刘同柱.智慧医院建设模式与创新[M].合肥:中国科学技术大学出版社,2019.

[21] 刘文清.医院信息化管理[M].哈尔滨:黑龙江科学技术出版社,2020.

[22] 刘一鹏.电子病历系统在医院信息管理系统中的应用探究[J].中外企业家,2020(21):68.

[23] 卢斌,虞玉津.医院后勤管理信息化应用指南[M].北京:研究出版社,2019.

[24] 陆辰铭,吴锦华,夏培勇,等.医院后勤信息化管理的现状与发展[J].中国卫生产业,2018,

15（14）：154–155.

[25] 强倩云 . 医院病案管理信息化建设工作探讨 [J]. 陕西档案，2022（4）：56–57.

[26] 沈剑峰 . 现代医院信息化建设策略与实践 [M]. 北京：人民卫生出版社，2019.

[27] 谭志明 . 健康医疗大数据与人工智能 [M]. 广州：华南理工大学出版社，2019.

[28] 汤苗俊 . 基于"互联网＋智慧医疗"的医院信息化平台建设探究 [J]. 中国设备工程，2022（6）：
45–46.

[29] 王亚飞 . 互联网背景下电子档案病历在医院信息系统建设中的应用 [J]. 信息与电脑（理论版），
2020，32（24）：173–175.

[30] 王琰 . 关于医院信息系统（HIS）在医院电子病历档案管理中的应用实践分析 [J]. 兰台内外，
2020（15）：35–36.

[31] 王以朋，胡建平，张福泉 . 医院流程管理与信息化实践 [M]. 北京：中国协和医科大学出版社，
2019.

[32] 王影，谢秋娟，郭繁 . 医院病案管理的信息化建设及风险防范研究 [J]. 当代医学，2022，28
（4）：113–115.

[33] 王泽川，曹新志 . 医院后勤信息化管理的意义 [J]. 信息与电脑（理论版），2019（11）：229–230.

[34] 吴凌放，蔡佳慧，康琦，等 . 互联网＋医疗服务业发展、挑战与展望 [M]. 上海：上海交通大学
出版社，2018.

[35] 杨惠萍 . 病案信息化管理在医院发展中的作用探讨 [J]. 中国卫生标准管理，2020，11（2）：1–3.

[36] 杨秋波 . 互联网技术在医疗领域中的应用 [J]. 互联网周刊，2023（17）：74–76.

[37] 杨鑫 . 医院病案管理信息化体系建设中的问题与对策 [J]. 经济师，2021（5）：263–264.

[38] 杨一童，谢乍晴 . 电子病历系统在医院信息管理系统应用与实践 [J]. 中国卫生产业，2019，16
（28）：175–176.

[39] 岳根霞 . 医疗大数据分析与数据挖掘处理研究 [M]. 北京：中国原子能出版社，2020.

[40] 张择瑞 . 智慧医院门急诊管理实务 [M]. 合肥：合肥工业大学出版社，2018.

[41] 朱福，葛春林 . 智慧医院体系构建与实践 [M]. 上海：上海科学技术出版社，2023.

[42] 朱琴 . 基于"互联网＋"智慧医疗的医院信息化平台建设 [J]. 大众标准化，2022（15）:145–147.